儿童身高管理
实用手册

蒋竞雄 著

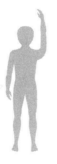

U0350574

北京出版集团

北京出版社

图书在版编目（CIP）数据

儿童身高管理实用手册 / 蒋竞雄著. — 北京：北京出版社，2021.1（2024.5重印）
ISBN 978-7-200-16337-7

Ⅰ．①儿… Ⅱ．①蒋… Ⅲ．①儿童—生长发育—手册 Ⅳ．①R179‑62

中国版本图书馆CIP数据核字（2021）第032339号

儿童身高管理实用手册

ERTONG SHENGAO GUANLI SHIYONG SHOUCE

蒋竞雄　著

*

北　京　出　版　集　团
北　京　出　版　社　　出版

（北京北三环中路6号）

邮政编码：100120

网　　　址：www.bph.com.cn
北 京 出 版 集 团 总 发 行
新　华　书　店　经　销
河北宝昌佳彩印刷有限公司印刷

*

720毫米×1000毫米　　1/16　　16.5印张　　159千字
2021年1月第1版　　2024年5月第3次印刷
ISBN 978-7-200-16337-7

定价：68.00元
如有印装质量问题，由本社负责调换
质量监督电话：010‑58572393

序

身高是一个如此特殊的指标，让人"又爱又恨"。

从严格的学术角度看，身高是一个营养指标，在营养专业范畴内，身高属于体格生长指标。身高的特殊性表现在可测量、可量化，且测量方法简便易行，这一特殊性为身高管理效果评估提供了直观便捷的途径。身高的特殊性还表现在不可逆，从出生至成年，身高通常呈单向生长，这一特性为身高管理限制了严格的时效性。儿童生长发育的各阶段有其相应的生长速度，即错过了就永远错过了。身高的不可逆特性和生长速度的阶段性，也为判断测量数据的准确与否提供了依据。身高的生理特殊性还表现在其组成，身高的测量值来自头颅的高度、脊柱的长度、脊柱的弯曲度、下肢的长度和足弓的高度，影响身高测量值的各个部分，会造成身高早晚测量值的差异、卧位身长和立位身高的差异、不同测量人员和不同测量工具得出测量结果的差异。

从心理学和社会学角度看，身高可视为心理健康指标和幸福满意度指标。身高是家长最关注的儿童健康指标之一，身高也是影响儿童未来就业、婚姻、个人发展的重要指标之一。

由此可见，身高管理有广泛的社会需求，身高管理的目标是理想的成年身高，身高管理需要从业人员和家长及儿童建立长期的提供服务和接受服务的关系。这些管理的特殊性要求管理者有较高的技术水平，不断向家长展示儿童身高管理的客观效果，也要求家长和儿童有较高的依从性，持续执行身高管理方案。

身高是骨骼的长度，影响骨骼纵向生长的因素众多，包括遗传基因、饮食、营养素、睡眠、运动、情绪、疾病等，影响骨骼纵向生长的成长板的因素同样众多，包括生长激素、性激素、甲状腺素、甲状旁腺激素、胰岛素样生长因子、维生素 A、维生素 C、维生素 D、钙、锌等。因此，单一管理某一因素，也许无法帮助儿童实现理想的成年身高；而任何一个不利因素，却可能影响理想成年身高的实现。若想实现理想的成年身高，需要对身高生长进行优化。

由于家长对儿童身高有较高的需求，医疗保健机构的身高管理门诊也应运而生。身高管理是促进儿童保健服务的极好抓手，可以带动的专科门诊包括所有和身高、生长发育有关的专业，如营养门诊、骨龄门诊、心理门诊、睡眠门诊、体重管理门诊、运动门诊、性早熟门诊、矮小门诊等等。从身高入手全方位促进儿童保健服务发展的案例，在越来越多的机构显现。

我综合考虑上述各方面的因素编写了本书，主要为从事儿童身高管理的专业人员提供一本工具书，旨在从身高生长的生理过程和影响因素出发，以实现期望身高为目标，规范身高管理服务。本书也适合有一定文化程度、对身高管理有需求、愿意通过学习成为自己孩子身高管理者的家长们。

本书简单介绍了身高管理门诊的流程，描述了进行身高管理需要获得的基本信息和各类检测数据，以及使用这些数据进行哪些个性化评价，根据评价结果如何确定管理方案，根据监测数据如何进行效果评估，根据效果如何调整管理方案。本书的重点内容分别为身高的评价、干预和效果评估。其中，身高评价部分详细介绍了个性化身高评价的具体内容和方法，包括身高、体重、骨龄、体脂、维生素 D、骨密度等方面的评价，所有的评价都与期望身高关联。身高干预部分介绍了促进身高生长速度的饮食干预、营养素补充、运动干预、睡眠干预和延缓骨龄发育速度的体重控制干预、饮食干预等具体方法。效果评估部分介绍了利用哪些监测数据客观评价身高管理效果的具体方法。本书还分析了儿童生长发育主要指标和各影响因素之间的逻辑框架和关系，这些指标和因素间逻辑关系的梳理，有助于身高管理人员选择适宜的评价指标了解身高生长发育状态，为选择适宜的身高干预方法提供依据，客观地评价身高干预效果。此外，本书详细介绍了利用本手册的门诊流程和具体方法管理儿童身高的案例。这些案例均为真实案例，大部分为近年来全国各地同行和我讨论的案例，小部分为我自己管理的案例。我按照年龄段将案例归类为婴幼儿、学龄前儿童、青春期前学龄儿童和青春期儿童 4 个年龄段。案例中绝大部分为非疾病状态的儿童，管理时间为数月或数年，部分儿童管理至身高停止生长。这些案例是身高管理方法的具体应用，也可以为身高管理者提供间接的临床管理经验。

本书可以视为我前期出版的《长高不再是梦想》的系列篇，《长高不再是梦想》的主旨是进行身高管理的科普宣传，采用故事小说的题材，以期使广大民众了解儿童身高生长的相关内容和提高对身高管理的关注度。《儿童身高管理实用手册》则从专业的角度，为身高管理人员提供技术支持。

诚挚地感谢北京出版集团父母必读杂志社出版本书，感谢全国各地同行的厚爱和信任让我积累了众多的案例。

身高管理是一项长期、系统的工程，我心中的梦想是，让孩子18岁的理想身高能够维持到80岁，在整个生命全周期中，关注骨健康，养成良好的饮食习惯，注重营养均衡，保证充足睡眠，进行适当运动，保持良好心态，及时防治疾病。让每一个中国人的健康梦，汇成中国强国梦。

目录 /Contents

2

第七章　身高促进效果评估方法　**93**

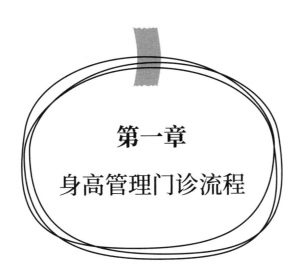

第一章

身高管理门诊流程

第一节

身高管理的步骤

1. 设定期望身高
经询问家长，根据家长的主观愿望确定。

2. 评估实现期望身高的可能性
根据儿童的性别、年龄、当前身高、遗传身高、生长速度、匀称度、骨龄等因素进行评估。

3. 进行科学的身高管理
根据实现期望身高的可能性和难易程度，对有身高生长潜能的儿童进行包括保健和临床相关专业领域的干预，采取促进身高生长速度和延缓骨龄发育速度两大系列 6 种干预方法的一种或多种方法进行管理，并不断进行生长发育监测，评估干预效果，调整管理方案。身高管理的终点为身高生长停止。

第二节

身高管理的流程

1. 身高和体重的测量
如有家庭测量数据，优先采用。鼓励家庭体格生长监测，每月一次固定时间晨起准确测量儿童身高和体重，提高家长主动参与儿童保健的能力。

2. 拍摄左手骨正位片
用于了解儿童骨龄。3 岁以上儿童或拍片时合作的 2 岁以上儿童，进行骨龄评价，建议采用中华人民共和国体育行业标准，《中国青少年儿童手腕骨成熟度及评价方法》（简称《中华 05 骨龄评价标准》）为参照标准。

3. 进行骨密度检测
用于了解儿童钙营养状况。双能 X 线骨密度检测结果参考价值较大。

超声骨密度检测结果供参考，在采用超声骨密度检测方法时，最好使用同一仪器做上下肢多个部位的检测。

4. 进行 25- 羟基维生素 D（25-OH-D）检测

用于了解儿童维生素 D 营养状况。本院无检测条件的机构，可以采取外院检测或第三方检测的方式进行相应项目的检测。

5. 个性化体格生长评估

评价的主要目的：

● 确定期望身高。

● 了解身高生长潜能。

● 了解期望值和生长水平的差距。

● 评价实现期望身高的难易程度。

● 选择个性化管理方案。

● 评价管理效果。

● 根据效果调整管理方案。

6. 个性化身高管理指导

● 促进身高生长速度的干预。

● 延缓骨龄发育速度的干预。

第三节

个性化体格生长评价

1. 确定期望身高

参照我国 2006 年《0 ~ 18 岁儿童青少年身高、体重百分位数值表》，在该体格生长标准的最后一行，18 岁身高标准中，选择期望身高和对应的百分位数水平。

2. 评估儿童当前身高

评估儿童当前身高百分位数水平，了解对应的成年身高以及和期望身高的差距，确定实现期望身高的难易程度。

3. 评估儿童遗传身高

比较儿童当前身高对应的成年身高和遗传身高的水平，评估环境对身高的影响，评估身高遗传潜能发挥的情况，评估实现期望身高的难易程度。

4. 评估生长速度

根据儿童已有的生长监测数据计算身高和体重增长值，和平均参考值比较，计算百分比。

5. 评估匀称度

比较儿童身高和体重的百分位数水平，将儿童体形分为匀称体形、苗条体形和粗壮体形。

评估匀称度的意义：身高和体重的生长都需要营养。身高的生长期仅为十几年，体重的增长期为一生。应让身高优先生长，让体重为身高生长助力。

6. 骨龄评估

3 岁以上儿童应评估骨龄；评估骨龄的身高水平；评估骨龄身高对应的成年身高水平；评估生长潜能；评估骨龄身高生长速度。

评估骨龄的意义：

● 所有儿童身高停止生长的年龄不同。

● 所有儿童身高停止生长的骨龄相同（男孩骨龄 16 岁、女孩骨龄 14 岁）。

● 评价骨龄的身高水平最客观，评估骨龄的身高生长速度最可靠。

第四节

个性化微量营养状况评估

1. 评估维生素 D 营养状况

通过检测 25- 羟基维生素 D 的水平评估儿童维生素 D 营养状况。

2. 评估维生素 A 营养状况

通过血清视黄醇浓度检测值判断儿童维生素 A 营养状况。

3. 评估钙营养状况

通过骨密度检测值判断儿童钙营养状况。

第五节

转诊至相关专科的指征

1. 排除疾病或进行疾病的诊断和治疗

符合下面任何一条，即可考虑转诊：

●年龄的身高在第 3 百分位数以下。

●年龄的身高低于遗传身高 2 个主百分位数水平。

●生长速度低于正常范围（婴幼儿期身高生长速度低于平均速度的 70%，4 岁以上儿童年身高生长速度低于 4 厘米）。

●骨龄提前年龄 2 岁以上且骨龄的身高低于第 10 百分位数。

●骨龄落后年龄 2 岁以上且年龄的身高低于第 10 百分位数。

●腕骨骨龄落后掌指骨骨龄（RUS 骨龄）2 岁且年龄的身高低于第 10 百分位数。

●男童 9 岁之前、女童 8 岁之前出现性征。

2. 实现期望身高

下列为非疾病情况，仅为实现期望身高之目的。具体干预过程需要和内分泌专科或其他专科医生商量，由家长签字承担所有医疗风险：

●用保健的方法至少进行身高管理 3～12 个月，身高生长速度或骨龄身高生长速度仍然达不到期望身高水平。

●掌指骨骨龄 10 岁以上，生长潜能低于期望身高。

第六节

生长设计方法

以《中华 05 骨龄评价标准》为评价骨龄的参照标准。

1. 青春期前生长设计的方法

●假设男童骨龄 11.5 岁进入青春期，至身高生长停止，平均生长潜能 23 厘米。

●假设女童骨龄 9.5 岁进入青春期，至身高生长停止，平均生长潜能 20 厘米。

●若男童骨龄 6.5 岁以上，且年龄的身高或骨龄的身高水平低于第 50 百分位数，则每降低一个主百分位数水平，青春期生长潜能扣除 4 厘米。

●若女童骨龄 4.5 岁以上，且年龄的身高或骨龄的身高水平低于第 50 百分位数，则每降低一个主百分位数水平，青春期生长潜能扣除 3 厘米。

●设计步骤：

▶ 确定期望身高

▶ 计算当前身高和期望身高的差值

▶ 上述差值减去青春期生长潜能

▶ 计算当前骨龄和进入青春期骨龄的差值

▶ 计算目标骨龄身高生长速度

2. 青春期生长设计的方法

●假设男童骨龄 14 岁至身高生长停止，平均生长潜能 5 厘米。

●假设女童骨龄 12 岁至身高生长停止，平均生长潜能 5 厘米。

●设计步骤：

▶ 确定期望身高

▶ 计算当前身高和期望身高的差值

▶ 上述差值减去 5 厘米

▶ 计算男童当前骨龄和 14 岁骨龄的差值

▶ 计算女童当前骨龄和 12 岁骨龄的差值

▶ 计算目标骨龄身高生长速度

第七节

身高干预的方法

1. 概述

身高干预方法包括促进身高生长速度的方法和延缓骨龄发育速度的方法，干预强度均分为三级，详见表1。

表1　身高干预方法概述

强度	促进身高生长速度	延缓骨龄发育速度
一级	1号方案：合理饮食、充足睡眠、适宜运动、良好情绪	2号方案：控制体重、调整饮食
二级	3号方案：补充适宜的营养素	4号方案：滋阴平阳的中药
三级	5号方案：生长激素替代治疗、甲状腺素替代治疗	6号方案：性发育抑制剂治疗、芳香化酶抑制剂治疗

2. 促进身高生长速度方法的使用原则

●所有促进身高生长速度方法使用的前提为（满足以下任何一项）：

> ▶ 近期监测数据显示，儿童身高生长速度低于平均水平
>
> ▶ 近期监测数据显示，儿童身高生长速度低于遗传身高水平

●凡近期身高生长速度超过平均水平的儿童，可先不增加干预内容，每月进行生长监测。

●促进身高生长速度首选1＋3号方案。该方案为身高的保健干预方法，也是身高的基础方案，适用于所有需要促进身高生长速度的儿童。3个月为效果评估周期。

●当儿童近期身高生长速度低于正常范围时，建议转诊至专科就诊，听从专科医生意见，酌情采用5号方案。

3. 促进身高生长速度的方法

●合理饮食。每天饮食包括下列三大类食物，可基本满足身高合理饮

食的营养素摄入要求：

> ▶ 蛋白质类食物（促进身高和智力）
>
> ▶ 碳水化合物类食物（提供能量、增长体重）
>
> ▶ 维生素类食物（维护肠道健康）

此外，还应培养儿童健康的饮食习惯，为儿童营造健康的饮食环境。

● 食物分类，食物可简单分为长高的食物和易于长胖的食物。

> 1 岁以上儿童每天应保障的长高食物包括：
>
> ▶ 肉：50 克，包括畜肉、禽类、水产类等各类肉食。根据儿童骨龄、铁营养状况、饮食喜好等，合理选择适宜的肉类食物
>
> ▶ 蛋：1 个鸡蛋
>
> ▶ 奶：500 毫升

> 易于长胖的食物包括：
>
> ▶ 主食、水果
>
> ▶ 甜食、饮料
>
> ▶ 油炸食品、西式快餐

应根据儿童的体重水平和体重增长速度，调整长胖食物的进食量。

● 补充适宜的营养素。

> ▶ 蛋白质
>
> ▶ 矿物质钙、锌
>
> ▶ 维生素 D、维生素 A

营养素的补充剂量，可从推荐摄入量至最大耐受量之间，选择适宜的剂量。

4. 延缓骨龄发育速度方法的使用原则

● 根据生长设计获得与期望身高相适应的骨龄发育速度。

● 需要延缓骨龄时，首选 2 号方案。

● 延缓骨龄的目标为年增长速度小于 1 岁。

● 需要使用 4 号和 6 号方案时，应遵从专科医生医嘱。

5. 延缓骨龄发育速度的方法

● 方法一，控制体重。

　▶ 苗条体形，不易早长

　▶ 保持体重的水平低于身高的水平

　▶ 保持体重的增长速度低于身高的增长速度

　▶ 控制体重的增长速度低于平均速度

●方法二，饮食调整。少吃或不吃下列可能导致骨龄发育加速的食物：

　▶ 含雌激素的保健品

　▶ 含植物雌激素的食品

　▶ 生长周期较短的水产品

　▶ 甜食、甜饮料

　▶ 导致体重快速增长的食物

●方法三，使用中药。需要中医医生辨证施治，根据儿童体质，选择滋阴平阳的中药。

●方法四，使用西药。由内分泌专科医生根据儿童的具体情况，选择促性腺激素释放激素类似物，或芳香化酶抑制剂。

第八节

身高管理效果的评估方法

1. 结果评估
●生长发育评估。

　▶ 身高的百分位数水平

　▶ 当前身高水平对应的成年身高

　▶ 当前身高水平和遗传身高水平的差距

　▶ 身高和体重的生长速度

　▶ 匀称度

　▶ 骨龄的身高百分位数水平

　▶ 骨龄的发育速度

　▶ 骨龄和年龄的关系

　▶ 骨龄身高生长速度

　▶ 性发育进程

●营养状况评估。

> ▶ 骨密度：钙营养
>
> ▶25-OH-D：维生素 D 营养
>
> ▶ 血常规：铁营养

2. 过程评估

●生长监测评估。

> ▶ 每月或每周监测体重
>
> ▶ 每月监测身高

●营养评估。

> ▶ 饮食品种
>
> ▶ 饮食量
>
> ▶ 饮食行为
>
> ▶ 营养素补充

●睡眠评估。

> ▶ 入睡时间
>
> ▶ 睡眠时长
>
> ▶ 睡眠质量
>
> ▶ 睡眠习惯

●运动评估。

> ▶ 运动强度
>
> ▶ 运动方式
>
> ▶ 运动频次
>
> ▶ 运动习惯
>
> ▶ 运动时间

●情绪评估。

> ▶ 儿童愉悦情绪的变化情况
>
> ▶ 家长对儿童愉悦情绪维护行为的变化

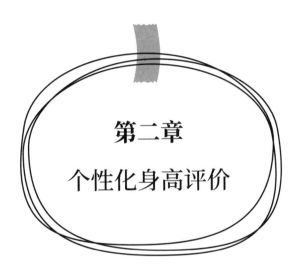

第二章

个性化身高评价

本书中个性化身高评价方法所用标准，均参考下列文件：

中国 0 ～ 18 岁儿童、青少年身高、体重的标准化生长曲线。《中华儿科杂志》，2009 年第 47 卷第 7 期。

《中国青少年儿童手腕骨成熟度及评价方法》，简称《中华 05 骨龄评价标准》，中华人民共和国国家体育总局，2006 年 4 月 14 日发布，2006 年 7 月 1 日实施。中国标准出版社，2006 年 9 月。

《儿童骨龄身高曲线图》，由石家庄喜高科技有限责任公司根据《中华 05 骨龄评价标准》和"中国 0 ～ 18 岁儿童、青少年身高、体重的标准化生长曲线"制作。

第一节

设置身高管理目标

1. 身高管理目标的获得方法

由身高管理服务提供者询问儿童监护人获得儿童身高管理的目标身高，为期望的成年身高，可视为监护人对儿童身高的健康愿景。若无法自监护人处获得该目标，可询问儿童看护人以获取目标身高。

2. 需要获得的内容

目标成年身高的具体数值，可为整数或小数，以厘米为单位。

3. 目标身高水平的判断

●身高百分位数。根据参照标准，正常身高范围分为 7 个主百分位数，分别为第 3 百分位数、第 10 百分位数、第 25 百分位数、第 50 百分位数、第 75 百分位数、第 90 百分位数、第 97 百分位数，其中第 50 百分位数为平均水平。目标身高为成年期望身高，可根据参照标准中 18 岁身高范围，确定目标成年身高数值所属的百分位数水平。可用第 3 百分位数、第 10 百分位数、第 25 百分位数、第 50 百分位数、第 75 百分位数、第 90 百分位数、第 97 百分位数 7 个主百分位数水平的粗略判别；也可以用小于第 3 百分位数、大于第 97 百分位数的任何主百分位数水平或百分位数区间表达，不要求精准。示例，某家长对 3 岁男童的期望身高为 180 厘米，为第 90 百分位数水平。

● 和遗传身高的区别。目标成年身高非遗传身高。

4. 身高管理目标特征

● 主观性。目标身高为儿童监护人的主观选择，非客观可实现性。

● 可变性。目标身高可随儿童监护人的主观愿望而改变。

● 广泛性。适用于有身高需求的任何个体。

● 有限性。目标的设置不等于实现目标的必然性，但有利于身高管理和期望身高目标的实现。

第二节

依据儿童当前身高评价成年身高

1. 适用范围

● 儿童当前缺乏骨龄评价结果。

● 假设儿童骨龄和年龄一致。

● 儿童后续成长环境为良好状态。

2. 评价依据

● 考虑群体效应，即从概率的角度服从这一依据。

● 在生活环境及其他条件不变的情况下，身高基本维持和当前同一百分位数水平的生长。

中国2~18岁女童身高、体重百分位曲线图

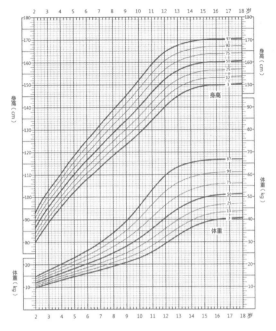

注：根据 2005 年 9 省 / 市儿童体格发育调查数据研究制定　参考文献：《中华儿科杂志》，2009 年 7 期
首都儿科研究所生长发育研究室 制作

中国2~18岁男童身高、体重百分位曲线图

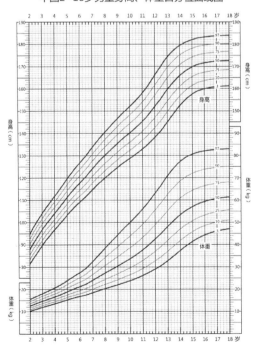

注：根据 2005 年 9 省 / 市儿童体格发育调查数据研究制定　参考文献：《中华儿科杂志》，2009 年 7 期
首都儿科研究所生长发育研究室 制作

3. 示例

某儿童在 6 岁时，身高生长水平为第 25 百分位数。在无特殊干预和与 6 岁前相同成长环境条件的情况下，从概率的角度，该儿童身高生长始终位于第 25 百分位数至成年的可能性极大。

4. 评价方法

以儿童当前身高百分位数水平评价同一百分位数成年身高水平。

第三节

依据遗传身高评价成年身高

1. 适用范围

● 儿童父亲和母亲的成长环境和同年代大众一致，无特殊不良环境。

● 儿童父亲和母亲在成长过程中，为正常生长状态，无影响身高生长的疾病因素。

● 儿童父亲和母亲的成长环境中无饥荒、战争、睡眠剥夺等严重影响身高生长的因素。

2. 评价依据

● 考虑群体效应，即从概率的角度服从这一依据。

● 遗传身高计算系数。遗传身高计算中采用的系数 12，为参照人群成年男性和女性平均身高的差值。按照我国 2006 年 18 岁人群的身高标准，为男性 172.7 厘米和女性 160.6 厘米的差值（12.1 厘米），取整数，为 12 厘米。

● 平均遗传身高计算方法。

> ▶ 男童平均遗传身高：（父亲身高＋母亲身高＋12）÷2
>
> ▶ 女童平均遗传身高：（父亲身高＋母亲身高－12）÷2
>
> ▶ 身高均以厘米为单位

3. 评价方法

以遗传身高计算所得结果作为儿童平均成年身高的评价值，该平均值±6.5 厘米为正常范围。

第四节

依据当前身高评价实现期望身高的难度

1. 适用范围

● 家长对儿童有身高期望要求。

● 儿童当前缺乏骨龄评价结果。

● 假设儿童骨龄和年龄一致。

● 女童年龄小于 9 岁。

● 男童年龄小于 11 岁。

2. 评价方法

● 确定儿童当前身高水平。根据儿童性别、年龄和身高，确定年龄身高的百分位数水平。可为第 3 百分位数、第 10 百分位数、第 25 百分位数、第 50 百分位数、第 75 百分位数、第 90 百分位数、第 97 百分位数的 7 个主百分位数水平或百分位数水平区间的粗略判别，不要求精准。

● 确定当前身高对应的成年身高。根据儿童年龄身高的百分位数，确定该百分位数 18 岁的成年身高值。可为整数的粗略判别，不要求精准。

● 确定期望身高。由儿童监护人根据主观愿望自行确定，期望身高为整数即可。

● 计算期望身高和当前身高对应成年身高的差值。将期望身高的数值减去儿童当前年龄身高百分位数对应于 18 岁成年身高的数值，得出二者之间的差值，单位为厘米。

3. 实现期望身高难度的分级方法

● 当上述差值为 1 ~ 2 厘米时，实现期望身高较容易。

● 当上述差值为 3 ~ 5 厘米时，实现期望身高较难。

● 当上述差值为 6 ~ 10 厘米时，实现期望身高很难。

● 当上述差值超过 10 厘米时，实现期望身高极难。

4. 实现期望身高难易程度的影响因素

● 年龄。上述差值同等的情况下，儿童年龄越小，实现期望身高的难度相对越小。

●性别。上述差值同等和年龄相同的情况下，男童实现期望身高的难度相对较女童小。

●疾病。上述差值同等的情况下，存在影响身高生长疾病的儿童，实现期望身高的难度相对较正常儿童大。

5. 实现期望身高难度分级的意义

实现期望身高难易程度的评价结果，主要针对儿童监护人，使其知晓和了解实现期望身高的难度，为客观地确定期望身高提供依据。

第五节

依据遗传身高评价实现期望身高的难度

1. 适用范围

●家长对儿童有期望身高要求。

●儿童父亲和母亲的成长环境和同年代大众一致，无特殊不良环境。

●儿童父亲和母亲在成长过程中，为正常生长状态，无影响身高生长的疾病因素。

●儿童父亲和母亲的成长环境中，无饥荒、战争、睡眠剥夺等严重影响身高生长的因素。

●女童年龄小于 9 岁。

●男童年龄小于 11 岁。

2. 实现期望身高难度的分级过程

●确定期望身高。由儿童监护人根据主观愿望自行确定，期望身高为整数即可，单位为厘米。

●计算期望身高和平均遗传身高的差值。将期望身高的数值减去儿童平均遗传身高的数值，得出二者之间的差值，单位为厘米。

3. 实现期望身高难度分级方法

●当上述差值为 1 ~ 2 厘米时，实现期望身高较为容易。

● 当上述差值为 3 ~ 5 厘米时，实现期望身高较难。

● 当上述差值为 6 ~ 10 厘米时，实现期望身高很难。

● 当上述差值超过 10 厘米时，实现期望身高极难。

4. 实现期望身高难易程度的影响因素

● 年龄。上述差值同等的情况下，儿童年龄越小，实现期望身高的难度越小。

● 家族身高状况。上述差值同等的情况下，祖辈身高较矮的儿童实现期望身高的难度相对较祖辈身高较高的儿童大。

● 疾病。上述差值同等的情况下，存在影响身高生长疾病的儿童，实现期望身高的难度相对较正常儿童大。

● 遗传度。身高的遗传度取决于儿童从父母获得的决定身高基因的数量，无明确的显性或隐性关系。因此，计算得出的平均遗传身高，仅部分说明遗传对儿童身高的影响。

5. 实现期望身高难易程度分级的意义

实现期望身高难易程度的评价结果，主要针对儿童监护人，使其知晓和了解实现期望身高的难度，为客观地确定期望身高提供依据。

第六节

评价成长环境对儿童身高的影响

1. 评价平均遗传身高的百分位数水平

我国《0 ~ 18 岁儿童青少年身高、体重百分位数值表》中，不同年龄和性别身高、体重的正常范围自低至高被划分为 7 个主百分位数水平，分别为第 3 百分位数、第 10 百分位数、第 25 百分位数、第 50 百分位数、第 75 百分位数、第 90 百分位数、第 97 百分位数。判断儿童平均遗传身高水平时，选择该标准中 18 岁年龄段身高（等同于成年身高），判断儿童平均遗传身高的百分位数水平或百分位数水平区间，可为粗略判别，不要求精准。

2. 评价儿童当前身高

根据我国《0 ～ 18 岁儿童青少年身高、体重百分位数值表》，判定儿童当前年龄身高的百分位数水平。可为 7 个主百分位数水平或百分位数水平区间的粗略判别，不要求精准。

3. 比较儿童当前身高和平均遗传身高的关系

比较儿童当前身高百分位数水平和平均遗传身高百分位数水平的关系，可分为下列 3 类关系：

●儿童当前身高百分位数水平等于平均遗传身高百分位数水平（示例：某 5 岁男童当前身高为 111.5 厘米，为第 50 百分位数水平。该男童平均遗传身高为 173 厘米，为第 50 百分位数水平）。

●儿童当前身高百分位数水平大于平均遗传身高百分位数水平（示例：某 5 岁男童当前身高为 111.5 厘米，为第 50 百分位数。该男童平均遗传身高为 169 厘米，为第 25 百分位数水平）。

●儿童当前身高百分位数水平小于平均遗传身高百分位数水平（示例：某 5 岁男童当前身高为 111.5 厘米，为第 50 百分位数。该男童平均遗传身高为 177 厘米，为第 75 百分位数水平）。

4. 成长环境对儿童身高生长没有明显影响

当儿童身高百分位数水平等于平均遗传身高百分位数水平时，说明儿童仅生长在平均遗传身高水平，成长环境对儿童身高生长没有明显影响。

在此情况下，通过改善环境因素，儿童年龄的身高水平尚有提升的可能。

5. 成长环境对儿童身高生长有促进作用

当儿童身高百分位数水平大于平均遗传身高百分位数水平时，说明成长环境对儿童身高生长有促进作用。

在此情况下，儿童年龄的身高水平进一步提升的可能性很小。

6. 存在骨龄提前年龄的风险

当儿童身高百分位数水平大于平均遗传身高 2 个主百分位数水平时，说明儿童存在骨龄提前年龄（早长）的风险。

示例：5 岁女童，身高 113.5 厘米，为第 75 百分位数，该女童的平均遗传身高为 157 厘米，为第 25 百分位数，该女童当前年龄的身高大于平均遗传身高 2 个主百分位数水平。

7. 成长环境对儿童身高生长有阻碍作用

当儿童身高百分位数水平小于平均遗传身高百分位数水平时，说明成长环境对儿童身高生长有阻碍作用。

在此情况下，通过改善环境因素，儿童年龄的身高水平尚有提升的可能。

8. 存在影响身高疾病的风险

当儿童身高百分位数水平小于平均遗传身高 2 个主百分位数水平时，说明儿童存在影响身高疾病的风险。

示例：5 岁男童，身高 106 厘米，为第 10 百分位数，该男童的平均遗传身高为 173 厘米，为第 50 百分位数，该男童当前年龄的身高小于平均遗传身高 2 个主百分位数水平。

第七节

评价 0 ～ 48 月龄儿童生长速度

1. 平均生长速度的计算方法

参照引用文件标准中各月龄儿童身长或身高平均值的差值。

参照引用文件标准中各月龄儿童体重平均值的差值。

2. 平均生长速度的计算值

根据平均生长速度计算方法，计算 0 ～ 48 月龄儿童各月龄身长或身高平均增长值、体重平均增长值见表 2 ～ 表 4。

表2　0～12月龄婴儿身长、体重平均增长参考值

月龄（月）	男童		女童	
	身长（厘米）	体重（千克）	身长（厘米）	体重（千克）
0 ～ 1	4.4	1.19	4.0	0.99
1 ～ 2	3.9	1.17	3.7	1.01
2 ～ 3	3.3	1.02	3.2	0.92
3 ～ 4	2.6	0.75	2.5	0.70
4 ～ 5	2.1	0.55	2.1	0.53
5 ～ 6	1.7	0.41	1.6	0.41
6 ～ 7	1.4	0.35	1.4	0.34
7 ～ 8	1.4	0.29	1.4	0.30
8 ～ 9	1.4	0.28	1.4	0.28
9 ～ 10	1.4	0.25	1.4	0.25
10 ～ 11	1.3	0.25	1.3	0.24
11 ～ 12	1.2	0.22	1.3	0.22

表3　12～24月龄儿童身长、体重平均增长参考值

月龄（月）	男童		女童	
	身长（厘米）	体重（千克）	身长（厘米）	体重（千克）
12 ～ 13	1.2	0.22	1.2	0.21
13 ～ 14	1.1	0.21	1.1	0.21
14 ～ 15	1.0	0.20	1.2	0.20
15 ～ 16	1.0	0.20	1.0	0.21
16 ～ 17	1.0	0.21	1.0	0.21
17 ～ 18	0.9	0.20	1.0	0.21

月龄（月）	男童		女童	
	身长（厘米）	体重（千克）	身长（厘米）	体重（千克）
18 ～ 19	0.9	0.21	1.0	0.21
19 ～ 20	1.0	0.22	0.9	0.22
20 ～ 21	1.0	0.21	1.0	0.22
21 ～ 22	1.0	0.21	1.0	0.22
22 ～ 23	1.0	0.21	0.9	0.20
23 ～ 24	0.9	0.19	0.9	0.20

表4 24～48月龄儿童身长、体重平均增长参考值

月龄（月）	男童		女童	
	身长（厘米）	体重（千克）	身长（厘米）	体重（千克）
24 ～ 25	0.9	0.19	0.9	0.19
25 ～ 26	0.9	0.19	0.9	0.20
26 ～ 27	0.8	0.19	0.8	0.19
27 ～ 28	0.8	0.17	0.8	0.18
28 ～ 29	0.7	0.18	0.7	0.18
29 ～ 30	0.8	0.18	0.8	0.19
30 ～ 31	0.7	0.18	0.7	0.18
31 ～ 32	0.7	0.17	0.7	0.18
32 ～ 33	0.8	0.17	0.8	0.18
33 ～ 34	0.6	0.17	0.6	0.18
34 ～ 35	0.7	0.17	0.7	0.18
35 ～ 36	0.7	0.17	0.7	0.18
36 ～ 37	0.6	0.16	0.6	0.17

月龄（月）	男童		女童	
	身长（厘米）	体重（千克）	身长（厘米）	体重（千克）
37 ~ 38	0.7	0.17	0.7	0.18
38 ~ 39	0.8	0.16	0.8	0.17
39 ~ 40	0.7	0.16	0.7	0.17
40 ~ 41	0.6	0.16	0.6	0.17
41 ~ 42	0.6	0.16	0.6	0.17
42 ~ 43	0.6	0.16	0.6	0.17
43 ~ 44	0.6	0.17	0.6	0.17
44 ~ 45	0.6	0.17	0.6	0.17
45 ~ 46	0.6	0.17	0.6	0.16
46 ~ 47	0.6	0.17	0.6	0.17
47 ~ 48	0.7	0.17	0.7	0.17

3. 评价生长速度异常的方法

0 ～ 12 月龄婴儿

以每月或每 2 个月为评价周期，当身长的增长速度小于平均参考速度的 70% 时，提示生长异常。

示例：11 月龄女婴，过去 2 个月身长增长 1.8 厘米，9 ~ 11 月龄女婴平均身长增长值为 2.7 厘米，该女婴过去 2 个月身长增长值为平均值的 66.7%，小于平均参考速度的 70%，提示生长异常。

以每月或每 2 个月为评价周期，当体重的增长速度小于平均参考速度的 60% 时，提示生长异常。

示例：8 月龄男婴，过去 1 个月体重增长值为 0.15 千克，7 ~ 8 月龄男婴平均体重增长值为 0.29 千克，该男婴过去 1 个月体重增长值为平均值的 51.7%，小于平均参考速度的 60%，提示生长异常。

以每月或每 2 个月为评价周期，当体重的增长速度达到平均参考速度的 150% 时，提示体重增长过速。

示例：12 月龄男婴，过去 2 个月体重增长值为 0.8 千克，10 ～ 12 月龄男婴平均体重增长值为 0.47（0.25+0.22）千克，该男婴过去 2 个月体重增长值为平均值的 170.2%，大于平均参考速度的 150%，提示体重增长过速。

12 ～ 24 月龄儿童

以每 2 个月为评价周期，当身长的增长速度小于平均参考速度的 70% 时，提示生长异常。

示例：18 月龄女童，过去 2 个月身长增长 1.3 厘米，16 ～ 18 月龄女童平均身长增长值为 2.0（1.0+1.0）厘米，该女童过去 2 个月身长增长值为平均值的 65.0%，小于平均参考速度的 70%，提示生长异常。

以每 2 个月为评价周期，当体重的增长速度小于平均参考速度的 50% 时，提示生长异常。

示例：20 月龄男童，过去 2 个月体重增长值为 0.20 千克，18 ～ 20 月龄男童平均体重增长值为 0.43 千克，该男童过去 2 个月体重增长值为平均值的 46.5%，小于平均参考速度的 50%，提示生长异常。

以每 2 个月为评价周期，当体重的增长速度达到平均参考速度的 130% 时，提示体重增长过速。

示例：22 月龄男童，过去 2 个月体重增长值为 0.70 千克，20 ～ 22 月龄男童平均体重增长值为 0.42 千克，该男童过去 2 个月体重增长值为平均值的 166.7%，大于平均参考速度的 130%，提示体重增长过速。

24 ～ 48 月龄儿童

以每 3 个月为评价周期，当身长或身高的增长速度小于平均参考速度的 70% 时，提示生长异常。

示例：40 月龄女童，过去 3 个月身高增长 1.4 厘米，37 ～ 40 月龄女童平均身长增长值为 2.2 厘米，该女童过去 3 个月身高增长值为平均值的 63.6%，小于平均参考速度的 70%，提示生长异常。

以每 6 个月为评价周期，当体重的增长速度达到平均参考速度的 120% 时，提示体重增长过速。

示例：46 月龄男童，过去 6 个月体重增长值为 1.40 千克，40 ～ 46

月龄男童平均体重增长值为 0.99 千克，该男童过去 2 个月体重增长值为平均值的 141.4%，大于平均参考速度的 120%，提示体重增长过速。

4. 评价生长偏离风险的方法

0 ~ 12 月龄婴儿

以每月或每 2 个月为评价周期，当身长的增长速度小于平均参考速度的 80% 时，提示有生长偏离的风险。

以每月或每 2 个月为评价周期，当体重的增长速度达到平均参考速度的 130% 时，提示有体重增长过速的风险。

12 ~ 24 月龄儿童

以每 2 个月为评价周期，当身长的增长速度小于平均参考速度的 80% 时，提示有生长偏离的风险。

以每 2 个月为评价周期，当体重的增长速度达到平均参考速度的 120% 时，提示有体重增长过速的风险。

24 ~ 48 月龄儿童

以每 3 个月为评价周期，当身长或身高的增长速度小于平均参考速度的 80% 时，提示有生长偏离的风险。

以每 6 个月为评价周期，当体重的增长速度达到平均参考速度的 110% 时，提示有体重增长过速的风险。

5. 实现平均水平期望身高可能性的评价方法

同时满足下列条件时，男童实现 172 厘米期望身高、女童实现 160 厘米期望身高的可能性较大：

● 24 月龄以下儿童以每月或每两个月为评价周期、48 月龄以上儿童以每 3 个月为评价周期，身长或身高的增长速度始终达到平均参考速度。

● 24 月龄以下儿童以每月或每两个月为评价周期、48 月龄以上儿童以每 3 个月为评价周期，体重的增长速度始终小于平均参考速度。

6. 骨龄发育速度预估的评价

当体重的增长速度连续 6 个月大于身长或身高的生长速度 10% 以上时，骨龄发育速度一年超过 1 岁的可能性较大。

示例：48 月龄女童，过去 6 个月体重增长 1.3 千克，身高增长 3.5 厘米，

42～48月龄女童平均体重增长值为1.01千克、平均身高增长值为3.7厘米，该女童过去6个月体重增长值为平均值的128.7%、身高增长值为平均值的94.6%，该女童过去6个月体重增长速度高于身高增长速度34%，大于10%，提示骨龄发育速度一年超过1岁的可能性较大。

当体重的增长速度连续6个月大于平均参考速度的10%以上时，骨龄发育速度一年超过1岁的可能性较大。

示例：42月龄男童，过去6个月体重增长1.2千克，36～42月龄男童平均体重增长值为0.97千克，该男童过去6个月体重增长值为平均值的123.7%，大于平均参考值的10%，提示骨龄发育速度一年超过1岁的可能性较大。

第八节

评价青春期前儿童的生长速度

1. 平均身高生长速度的计算方法

●根据一般生长规律。男童年龄4岁至骨龄11.5岁，女童年龄4岁至骨龄9.5岁，身高生长速度为每年5～7厘米，平均身高生长速度为每年6厘米，平均每月身高生长速度为0.5厘米。

●根据体格生长标准。选择我国《0～18岁儿童青少年身高、体重百分位数值表》为参照标准，选取第50百分位数的数值，将下一年龄段身高值减去上一年龄段身高值，即为该年龄段平均身高增长值。示例：8岁女童第50百分位数身高值为128.5厘米，8.5岁女童第50百分位数身高值为131.3厘米，8～8.5岁女童6个月平均身高增长参考值为131.3–128.5=2.8（厘米）。

上述方法任选一种即可。

2. 平均体重生长速度的计算方法

●根据一般生长规律。男童年龄4岁至骨龄11.5岁，女童年龄4岁至骨龄9.5岁，体重增长速度为每年1～2千克，平均每月体重增长速度为0.1千克。

●根据体格生长标准。选择我国《0 ~ 18 岁儿童青少年身高、体重百分位数值表》为参照标准，选取第 50 百分位数的数值，将下一年龄段体重值减去上一年龄段体重值，即为该年龄段平均体重增长值。示例：4 岁男童第 50 百分位数体重值为 16.64 千克，4.5 岁男童第 50 百分位数体重值为 17.75 千克，4 ~ 4.5 岁男童 6 个月平均体重增长参考值为 17.75-16.64=1.11（千克）。

上述方法任选一种即可。

3. 评价生长速度异常的方法

●以每 6 个月为评价周期，当身高的生长速度小于 2 厘米时，提示生长异常，存在生长迟缓的可能。

●以每 6 个月为评价周期，当身高的生长速度小于平均参考速度的 70%，提示生长异常，存在生长迟缓的可能。示例：某 8.5 岁女童过去 6 个月身高增长值为 1.9 厘米，8 ~ 8.5 岁女童 6 个月平均身高增长参考值为 2.8 厘米，该女童过去 6 个月身高增长值为平均增长值的 67.9%（1.9÷2.8=67.9%）。

●以每 6 个月为评价周期，当体重的增长值大于 2 千克时，提示体重增长过速。

4. 评价生长偏离风险的方法

●以每 6 个月为评价周期，当身高的生长速度小于 2.5 厘米时，提示有生长偏离的风险。

●以每 6 个月为评价周期，当身高的生长速度小于平均参考速度的 80%，提示有生长偏离的风险。计算示例：某 8.5 岁女童过去 6 个月身高生长速度为 2.2 厘米，8 ~ 8.5 岁女童 6 个月平均身高增长参考值为 2.8 厘米，该女童过去 6 个月身高增长值为平均增长值的 78.6%（2.2÷2.8=78.6%）。

●以每 6 个月为评价周期，当身高每增长 1 厘米、体重增长大于 0.5 千克时，提示有体重增长过速的风险。

●以一年为评价周期，无特殊干预时，若身高的增长值大于 8 厘米，提示有生长偏离的风险，存在骨龄加速生长或性早熟的可能性。

5. 实现平均水平期望身高可能性的评价方法

同时满足下列条件时，男童实现 172 厘米期望身高、女童实现 160 厘米期望身高的可能性较大：

- 以每 6 个月为评价周期，身高的增长值始终达到 3 厘米。
- 以每 3 个月为评价周期，体重的增长值始终小于 0.3 千克。
- 骨龄始终等于或小于年龄。

6. 身高生长速度影响因素的评价

- 当儿童平均遗传身高小于参考标准成年身高的平均水平时，儿童身高生长速度一年小于 6 厘米的可能性较大。
- 当儿童年龄的身高水平小于第 10 百分位数水平时，身高生长速度一年小于 6 厘米的可能性较大。
- 营养、睡眠、运动、情绪、疾病等因素均可影响儿童身高生长速度。

第九节

评价体形匀称度

1. 匀称体形的评价方法

当儿童身高和体重水平位于同一个主百分位数水平或同一个主百分位数区间时，评价为匀称体形。

示例：儿童的身高和体重均为第 50 百分位数水平，或儿童的身高和体重水平均为第 25 百分位数至第 50 百分位数区间，评价为匀称体形。

2. 苗条体形的评价方法

当儿童身高和体重水平的最小差距为：身高的百分位数水平大于体重一个主百分位数水平，或身高水平的主百分位数区间大于体重水平的主百分位数区间时，评价为苗条体形。

示例：儿童身高的水平为第 50 百分位数，体重的水平为第 25 百分位数，或儿童身高的水平为第 50 百分位数至第 75 百分位数区间，体重的水平为第 25 百分位数至第 50 百分位数区间，均评价为苗条体形。

3. 粗壮体形的评价方法

当儿童身高和体重水平的最小差距为：身高的主百分位数水平小于体重一个主百分位数水平，或身高水平的主百分位数区间小于体重水平的主百分位数区间时，评价为粗壮体形。

示例：儿童身高的水平为第 25 百分位数，体重的水平为第 50 百分位数，或儿童身高的水平为第 25 百分位数至第 50 百分位数区间、体重的水平为第 50 百分位数至第 75 百分位数区间，均评价为粗壮体形。

4. 体形的优劣

儿童的体形无优劣之分，但粗壮体形的儿童发生超重的风险要高于匀称体形和苗条体形的儿童。

5. 体形对骨龄影响的评价方法

●匀称体形。儿童为匀称体形时，骨龄等于年龄的可能性较大。

●苗条体形。儿童为苗条体形时，骨龄小于年龄的可能性较大。

●粗壮体形。儿童为粗壮体形时，骨龄大于年龄的可能性较大。

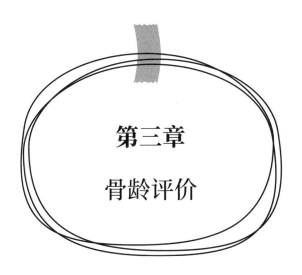

第三章

骨龄评价

第一节

儿童骨龄评价的基础知识

1. 骨龄的定义

骨龄是指儿童骨发育的年龄，为不同于时间年龄的生物年龄，以岁为单位。

2. 骨龄的身高

骨龄对应的身高水平称为骨龄的身高，用百分位数表示，自第 3 百分位数至第 97 百分位数为正常范围，分为第 3 百分位数、第 10 百分位数、第 25 百分位数、第 50 百分位数、第 75 百分位数、第 90 百分位数、第 97 百分位数共 7 个主百分位数水平，其中第 50 百分位数为平均水平。

3. 骨龄发育速度

骨龄发育速度是指单位时间范围内，骨龄的发育速度。单位时间通常以年为范围，骨龄发育速度可以"岁 / 年"表示。

4. 骨龄身高生长速度

单位时间范围内，身高生长速度（厘米）和骨龄发育速度（岁）的比值，即每岁骨龄的身高生长速度。身高以单位时间范围内的增长值表示，骨龄以单位时间范围内骨龄的增长值表示。

示例：某男童 5 ~ 6 岁期间，身高增长值为 6 厘米，骨龄增长值为 0.8 岁，其骨龄身高生长速度为 6（厘米）÷ 0.8（岁）= 7.5（厘米 / 岁骨龄），即每岁骨龄增长身高 7.5 厘米；某女童 5 ~ 6 岁期间，身高增长值为 6 厘米，骨龄增长值为 1.2 岁，其骨龄身高生长速度为 6（厘米）÷ 1.2（岁）= 5（厘米 / 岁骨龄），即每岁骨龄增长身高 5 厘米。

5. 成长板（或生长板）

长骨干骺端骨骺和骨干之间的间隙称为成长板，为身高生长过程及指示身高生长潜能的重要部位。

6. 儿童骨龄评价采用标准

本书涉及的骨龄，均采用《中华 05 骨龄评价标准》。本书未特别说明的骨龄，均指掌指骨（RUS）骨龄。由于骨龄的评价为骨骺发育形状的判别，因此具有一定的主观性。不同的骨龄评价标准，如 G-P 图谱标准、TW 标准、RUS-CHN 标准，在评价同一手骨片时，会有一定差异。建议在定期监测儿童骨龄发育进程时，采用同一骨龄评价标准，以增加前后骨龄评价结果的可比性。

7. 儿童骨龄评价适用年龄

有身高需求的非疾病状态儿童，可自 3 岁起，每年定期拍摄正位手骨片，评价骨龄。定期骨龄评价时间以儿童生日前后为佳。

8. 手骨片拍摄方法

●部位。拍摄左手腕部（非主力手）正位 X 光片，包括手关节诸骨，以及桡骨、尺骨远侧端骨干 3 ~ 4 厘米。

●角度。左手掌面向下和暗盒紧贴，中指轴与前臂轴成直线，五指稍分开，拇指和食指成 30 度角。

●位置。X 线机球管中心线正对第三掌骨头。

●管片距。管片距 85 厘米。

第二节

评价男童骨龄发育的进程

1. 身高停止生长的骨龄

当桡骨和尺骨及所有掌指骨的成长板均钙化融合时，长骨纵向生长基本停止，身高生长基本停止，此时男童的骨龄为 16 岁。

2. 进入青春期的骨龄

男童进入青春期的平均骨龄为 11.5 岁，此时睾丸体积增大，开始生长突增。

3. 骨龄身高水平的评价

根据儿童身高测量值和骨龄评价值，参照《男童骨龄身高曲线图》，可获得男童任意骨龄对应的身高百分位数水平。男童骨龄身高水平百分位数对应的成年身高见表 5。

表 5　男童骨龄达成年时身高参照标准

百分位数	第 3	第 10	第 25	第 50	第 75	第 90	第 97
身高（厘米）	160.1	164.1	167.9	171.9	175.9	179.4	182.8

4. 掌指骨骨龄和腕骨骨龄关系的评价

10 岁以下男童，当腕骨骨龄小于掌指骨骨龄 2 岁及以上，且年龄的身高小于参照标准第 10 百分位数时，存在甲状腺素水平低下的风险。

第三节

评价女童骨龄发育的进程

1. 身高停止生长的骨龄

当桡骨和尺骨及所有掌指骨的成长板均钙化融合时，长骨纵向生长基本停止，身高生长基本停止，此时女童的骨龄为 14 岁。

2. 出现初潮的骨龄

女童出现初潮的骨龄范围为 11.5 ~ 12.5 岁，平均出现初潮的骨龄为 12 岁。

3. 进入青春期的骨龄

女童进入青春期的平均骨龄为 9.5 岁，此时乳核初现，开始生长突增。

4. 骨龄身高水平的评价

根据儿童身高测量值和骨龄评价值，参照《女童骨龄身高曲线图》，可获得女童任意骨龄对应的身高百分位数水平。女童骨龄身高水平百分位数对应的成年身高见表 6。

表6　女童骨龄达成年时身高参照标准

百分 位数	第 3	第 10	第 25	第 50	第 75	第 90	第 97
身高 （厘米）	146.3	150.5	154.3	158.3	162.1	165.3	168.4

5. 掌指骨骨龄和腕骨骨龄关系的评价

8 岁以下女童，当腕骨骨龄小于掌指骨骨龄 2 岁及以上，且年龄的身高小于参照标准第 10 百分位数时，存在甲状腺素水平低下的风险。

第四节

评价儿童骨龄和年龄的关系

1. 骨龄大于年龄 2 岁

男童：

● 9 岁以下儿童，存在性早熟的风险。

● 9 岁以上儿童，存在身高生长潜能降低的风险。

● 9 岁以上儿童，若骨龄身高水平小于第 3 百分位数，成年身高低于 160 厘米的风险较大。

女童：

● 8 岁以下儿童，存在性早熟的风险。

● 8 岁以上儿童，存在身高生长潜能降低的风险。

● 8 岁以上儿童，若骨龄身高水平小于第 10 百分位数，成年身高低于 150 厘米的风险较大。

2. 骨龄小于年龄 2 岁

男童，存在生长迟缓或矮小的风险。12 岁以上儿童，存在青春期发育延迟的风险。

女童，存在生长迟缓或矮小的风险。10 岁以上儿童，存在青春期发育延迟的风险。

3. 骨龄和年龄相差 1.4～2 岁

存在骨龄发育异常的可疑风险。

4. 骨龄和年龄相差 1.3 岁

为骨龄发育正常范围。骨龄大于年龄 1 岁及以上，为骨龄早发育。骨龄小于年龄 1 岁及以上，为骨龄晚发育。

第五节

评价男童骨龄发育速度

1. 骨龄发育速度评价

●青春期前。男童骨龄发育速度大于 1.3 岁 / 年及以上，提示骨龄发育速度过快。

●青春期。进入青春期后，男童骨龄发育速度大于 1.5 岁 / 年及以上，提示骨龄发育速度过快。

2. 骨龄发育与身高生长速度评价

●青春期前。男童骨龄身高生长速度小于每岁骨龄 5 厘米，提示骨龄身高生长速度过缓。

●青春期。进入青春期后 3 年内，男童骨龄身高生长速度小于每岁骨龄 7 厘米，提示骨龄身高生长速度过缓。

3. 骨龄发育与青春期生长潜能评价

●平均生长潜能。男童骨龄 11.5～16 岁，平均身高生长潜能为 23 厘米。

●遗传身高对生长潜能的影响。平均遗传身高小于 164 厘米的男童，青春期生长潜能小于 23 厘米的可能性较大。平均遗传身高为 172 厘米及以上的男童，青春期生长潜能达到 23 厘米的可能性较大。

●骨龄身高水平对生长潜能的影响。骨龄身高水平小于第 25 百分位数的男童，青春期生长潜能小于 23 厘米的可能性较大。骨龄身高水平位于第 50 百分位数及以上的男童，青春期生长潜能达到 23 厘米的可能性较大。

●体形对生长潜能的影响。粗壮体形的男童，青春期生长潜能小于 23 厘米的可能性较大。苗条体形的男童，青春期生长潜能达到 23 厘米的可能性较大。

第六节

评价女童骨龄发育速度

1. 骨龄发育速度评价

●青春期前。女童骨龄发育速度大于每年 1.3 岁及以上，提示骨龄发育速度过快。

●青春期。进入青春期后，女童骨龄发育速度大于每年 1.5 岁及以上，提示骨龄发育速度过快。

2. 骨龄发育与身高生长速度评价

●青春期前。女童骨龄身高生长速度小于每年 5 厘米，提示骨龄身高生长速度过缓。

●青春期。进入青春期后 3 年内，女童骨龄身高生长速度小于每年 7 厘米，提示骨龄身高生长速度过缓。

3. 骨龄发育与青春期生长潜能评价

●平均生长潜能。骨龄 9.5 ~ 14 岁，平均身高生长潜能为 20 厘米。

●遗传身高对生长潜能的影响。平均遗传身高小于 157 厘米的女童，青春期生长潜能小于 20 厘米的可能性较大。平均遗传身高为 160 厘米及以上的女童，青春期生长潜能达到 20 厘米的可能性较大。

●骨龄身高水平对生长潜能的影响。骨龄身高水平小于第 25 百分位数的女童，青春期生长潜能小于 20 厘米的可能性较大。骨龄身高水平位于第 50 百分位数及以上的女童，青春期生长潜能达到 20 厘米的可能性较大。

●体形对生长潜能的影响。粗壮体形的女童，青春期生长潜能小于 20 厘米的可能性较大。苗条体形的儿童，青春期生长潜能达到 20 厘米的可能性较大。

第七节

评价儿童骨龄发育异常

1. 骨龄和年龄的关系
● 骨龄大于年龄 2 岁及以上，存在骨龄加速生长的风险。
● 骨龄小于年龄 2 岁及以上，存在生长迟缓的风险。

2. 骨龄身高水平
骨龄身高水平小于第 3 百分位数时，提示成年身高男童低于 160 厘米、女童低于 146 厘米的风险较大。

3. 腕骨骨龄和掌指骨骨龄的关系
10 岁以下男童，8 岁以下女童，当腕骨骨龄小于掌指骨骨龄 2 岁及以上，且年龄的身高小于参照标准第 10 百分位数时，提示存在甲状腺素水平低下的风险。

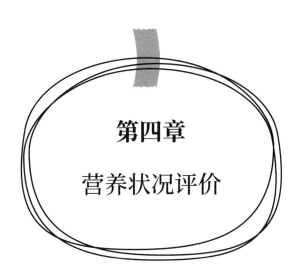

第四章

营养状况评价

第一节

评价体脂含量对儿童骨龄发育的影响

1. 体脂含量对骨龄的影响

● 当体脂含量大于 20% 时，骨龄大于年龄的可能性较大。

● 当体脂含量小于 10% 时，骨龄小于年龄的可能性较大。

● 当体脂含量等于 15% 时，骨龄等于年龄的可能性较大。

2. 体脂含量对骨龄发育速度影响的评价

基于身高管理的体脂检测频次为每 3 个月 1 次。

基于身高管理的骨龄评价频次为每年 1 次，青春期儿童可每半年 1 次。

● 当体脂含量始终大于 20% 时，骨龄发育速度大于每年 1 岁的可能性较大。

● 当体脂含量始终等于 15% 时，骨龄发育速度等于每年 1 岁的可能性较大。

● 当体脂含量始终小于 10% 时，骨龄发育速度小于每年 1 岁的可能性较大。

3. 特殊情况说明

● 当儿童体内芳香化酶浓度异常时，体脂含量对骨龄的影响可显示不同于本书描述的结果。

● 当儿童体内雌激素受体功能异常时，体脂含量对骨龄的影响可显示不同于本书描述的结果。

第二节

评价维生素 D 水平对儿童身高的影响

1. 适用范围

非疾病状态下尚有身高生长潜能，且无阻碍身高生长的饮食、运动、睡眠、情绪等不良成长环境因素的儿童。

2. 维生素 D 检测

本书涉及的儿童体内维生素 D 水平，以 25-OH-D 检测结果表示。检测方法包括能精准和客观反映儿童血清 25-OH-D 的所有方法，以 ng/ml 或 nmol/L 表示。

3. 维生素 D 水平评价方法

25-OH-D 检测值可代表儿童维生素 D 水平。25-OH-D 检测值及其意义见表 7。

表 7　儿童 25-OH-D 检测值及其意义

25-OH-D 检测值	意义
<20 ng/ml （50 nmol/L）	维生素 D 缺乏
20 ~ 30 ng/ml （50 ~ 75 nmol/L）	维生素 D 不足
≥30 ng/ml （≥75 nmol/L）	维生素 D 正常
40 ~ 60 ng/ml （100 ~ 150 nmol/L）	维生素 D 理想状态
≥100 ng/ml （250 nmol/L）	维生素 D 过量
150 ng/ml （375 nmol/L）	维生素 D 中毒

4. 维生素 D 水平和身高的关系评价

●较低维生素 D 水平和较低身高水平的关系。当儿童维生素 D 水平小于 20 ng/ml （50 nmol/L）时，儿童身高水平小于平均遗传身高水平的风险较大。

●较高维生素 D 水平和较高身高水平的关系。当儿童维生素 D 水平为 40 ~ 60 ng/ml （100 ~ 150 nmol/L）时，儿童身高水平达到平均遗传身高水平的可能性较大。

●平均维生素 D 水平和平均身高水平的关系。当儿童维生素 D 水平为 50 ~ 80 ng/ml （125 ~ 200 nmol/L）时，儿童身高水平达到平均身高及以上水平的可能性较大。

第三节

评价骨密度水平对儿童身高的影响

1. 评价对象

非疾病状态下尚有身高生长潜能，且无阻碍身高生长的运动、营养、睡眠、情绪等不良环境因素的儿童。

2. 骨密度的检测

本书涉及的儿童骨密度水平，以 Z 值或百分位数表示，检测方法包括能精准和客观地反映儿童骨矿物含量和钙营养状况的所有方法。检测间隔至少 3 个月以上，一般为 6 ~ 12 个月。

3. 骨密度的影响因素

影响儿童骨密度水平的因素包括钙营养状况、维生素 D 营养状况、抗阻力运动状况、疾病等，评价儿童骨密度水平时应加以考虑。

4. 骨密度水平评价

●钙营养不良。当骨密度检测值小于第 3 百分位数，或 Z 值小于 −2 时，提示骨矿物含量低于正常，为钙营养不良状况。

●钙营养不良高风险。当骨密度检测值大于等于第 3 百分位数及小于第 10 百分位数，或 Z 值大于等于 −2 及小于 −1 时，提示骨矿物含量在正常范围的较低水平，存在钙营养不良的高风险。

●钙营养良好。当骨密度检测值大于等于第 50 百分位数，或 Z 值大于等于 0 时，提示骨矿物含量在正常范围的平均水平及以上，表示钙营养良好。

5. 骨密度水平和身高的关系评价

●当儿童骨密度水平小于第 3 百分位数，或 Z 值小于 −2 时，儿童身高水平低于平均遗传身高水平的可能性较大。

●当儿童骨密度水平小于第 3 百分位数，或 Z 值小于 −2 时，儿童身高水平低于平均身高水平的可能性较大。

●当儿童骨密度水平大于等于第 50 百分位数，或 Z 值大于等于 0 时，儿童身高水平达到平均及以上身高水平的可能性较大。

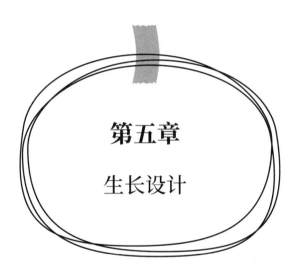

第五章

生长设计

第一节

青春期生长潜能的设计方法

1. 目的

为实现期望身高提供依据，为青春期前生长设计提供参数。

2. 青春期界定

以男童骨龄 11.5 岁，女童骨龄 9.5 岁为进入青春期的骨龄。

3. 青春期生长潜能设计

男童青春期开始至骨龄 16 岁成长板钙化融合，平均身高生长潜能为 23 厘米。女童青春期开始至骨龄 14 岁成长板钙化融合，平均身高生长潜能为 20 厘米。

4. 适用人群

儿童年龄的身高和骨龄的身高均在第 50 百分位数及以上时，可按照平均水平计算青春期身高生长潜能。

男童骨龄 6.5 岁以下，女童骨龄 4.5 岁以下，可按照平均水平计算青春期身高生长潜能。

5. 青春期生长潜能的调整方法

男童骨龄 6.5 岁及以上，若年龄的身高或骨龄的身高小于第 50 百分位数的平均水平，按照年龄的身高或骨龄的身高之较低身高水平计算，每降低 1 个主百分位数水平，青春期生长潜能减去 4 厘米。

女童骨龄 4.5 岁及以上，若年龄的身高或骨龄的身高小于第 50 百分位数的平均水平，按照年龄的身高或骨龄的身高之较低身高水平计算，每降低 1 个主百分位数水平，青春期生长潜能减去 3 厘米。

6. 示例

男童，身高 128 厘米，年龄 9 岁，年龄的身高为第 10 百分位数；骨龄 8 岁，骨龄的身高为第 50 百分位数。按照较低水平的骨龄的身高计算，身高水平小于平均水平 2 个主百分位数。

青春期生长潜能按照 23−8=15（厘米）计算。

女童，身高 119.7 厘米，年龄 6 岁，年龄的身高为第 75 百分位数；骨龄 7 岁，骨龄的身高为第 25 百分位数。按照较低水平的骨龄的身高计算，身高水平小于平均水平 1 个主百分位数。

青春期生长潜能按照 20-3=17（厘米）计算。

7. 青春期身高生长潜能的计算结果调整

生长设计应根据儿童生长发育状况而调整。每次做生长设计计算儿童青春期身高生长潜能时，均应根据儿童当前的身高水平和骨龄评价结果重新计算。

第二节

青春期前儿童身高生长速度的设计方法

1. 设计青春期前儿童身高生长速度的目的
● 为实现期望身高提供依据。
● 为青春期前生长设计提供参数。
● 为身高管理干预方案的制订提供依据。
● 为身高管理干预效果评估提供依据。

2. 遵循儿童生长规律的设计方法
儿童身高生长有其生理规律，进行儿童身高生长速度设计时，应遵循各年龄段儿童的生长规律。

3. 遵循儿童生长规律的设计方法示例
5 岁儿童的正常身高生长速度为每年 5 ~ 7 厘米，这一年龄段儿童身高生长速度的设计值可为每年 5 厘米、每年 6 厘米、每年 7 厘米。

4. 遵循平均身高生长速度的设计方法
儿童身高生长速度的正常范围一般为平均速度的 80% ~ 120%，若儿童近期身高生长速度已达正常范围上限，则进一步提升身高生长速度的可能性较小，应以当前身高生长速度为上限进行身高生长速度的设计。

5. 遵循平均身高生长速度的设计方法示例

4.5 岁儿童，近半年身高增长 3.6 厘米，为该年龄段儿童平均身高生长速度 120% 的上限，未来身高生长速度的设计值应为每年 7 厘米、每年 6 厘米、每年 5 厘米。

6. 遵循儿童近期身高生长速度的设计方法

易于实现的身高生长速度设计值应等于或小于儿童近期的身高生长速度。

7. 遵循儿童近期身高生长速度的设计方法示例

6 岁儿童，近一年身高增长 6 厘米，未来身高生长速度的设计值应为 6 厘米 / 年、5 厘米 / 年，甚至 4 厘米 / 年。

8. 遵循儿童遗传身高的设计方法

易于实现的身高生长速度应等于或小于平均遗传身高。

9. 遵循儿童遗传身高的设计方法示例

7 岁男童，平均遗传身高 168 厘米，为第 25 百分位数低于平均身高的水平，未来身高生长速度的设计值应为 5.5 厘米 / 年、5 厘米 / 年、4.5 厘米 / 年。

7 岁女童，平均遗传身高 157 厘米，为第 25 百分位数低于平均身高的水平，未来身高生长速度的设计值应为 5.5 厘米 / 年、5 厘米 / 年、4.5 厘米 / 年。

10. 考虑疾病对儿童身高影响的设计方法

设计身高生长速度应考虑疾病和治疗对儿童身高生长的影响。矮小儿童的身高生长速度通常低于正常身高生长速度的下限。使用生长激素治疗中的疾病儿童，其身高生长速度可能超过正常身高生长速度的上限。

第三节

青春期前儿童骨龄发育速度的设计方法

1. 适用范围

青春期前儿童骨龄发育速度的设计，以每年 1 岁为上限。在身高生长速度正常和非疾病状况的前提下，不设下限。

2. 作用

骨龄发育速度的设计为生长设计的最后步骤。

3. 方法

根据目标骨龄身高生长速度和已设计的身高生长速度，计算骨龄发育速度。

第四节

青春期前男童目标骨龄身高生长速度的计算方法

1. 确定期望身高

由儿童监护人根据其健康心愿，自行确定男童成年的期望身高，单位为厘米。每次进行生长设计时，均应询问儿童监护人确定的期望身高。期望身高可随儿童监护人的健康心愿而变化。

男童期望身高用字母 MT 表示。

2. 评价儿童身高

根据年龄和身高，评价男童当前年龄的身高水平，用百分位数表示。

3. 评价儿童骨龄

采用《中华 05 骨龄评价标准》准确评价儿童掌指骨骨龄，单位为岁，精确到小数点后一位。

男童当前骨龄用字母 MBA 表示。

评价男童骨龄身高水平，用百分位数表示。

4. 确定目标身高增长值

男童期望身高（MT）和当前身高的差距，即为男童自当前身高至达到期望身高，尚需要增长的身高值。

男童目标身高增长值用字母 MTH 表示。

5. 确定青春期身高生长潜能

根据男童骨龄、年龄的身高水平、骨龄的身高水平，确定男童青春期身高生长潜能。

6. 确定青春期前需要增长的身高值

男童目标身高增长值（MTH）减去确定的青春期身高生长潜能，即为男童在骨龄 11.5 岁进入青春期前需要增长的身高值。

男童青春期前需要增长的身高值用字母 MCH 表示。

7. 确定剩余骨龄

男童当前骨龄（MBA）至 11.5 岁骨龄的差值，为自当前骨龄至进入青春期前的剩余骨龄。

男童青春期前剩余骨龄用字母 MCBA 表示。

8. 计算目标骨龄身高生长速度

男童青春期前目标骨龄身高生长速度用字母 MCTS 表示。

男童自当前骨龄至进入青春期前，需要达到的满足期望身高的骨龄身高生长速度为：男童青春期前目标骨龄身高生长速度（MCTS）＝男童青春期前需要增长的身高值（MCH）÷男童青春期前剩余骨龄（MCBA），单位为厘米／岁骨龄，即每岁骨龄需要增长的身高值。

9. 设计示例

男童，年龄 6 岁，骨龄 6.1 岁，身高 119 厘米，期望身高 180 厘米。年龄的身高为第 50 百分位数，骨龄的身高为第 50 百分位数。假设青春期身高生长潜能为 23 厘米的平均水平。

计算过程为：

男童目标身高增长值（MTH）＝ 180–119=61 厘米

男童青春期前需要增长的身高值（MCH）＝ 61–23=38 厘米

男童青春期前剩余骨龄（MCBA）＝ 11.5–6.1=5.4 岁

男童青春期前目标骨龄身高生长速度（MCTS）= 38÷5.4=7 厘米／岁骨龄

第五节

青春期前女童目标骨龄身高生长速度的计算方法

1. 确定期望身高

由儿童监护人根据其健康心愿，自行确定女童成年期望身高，单位为厘米。每次进行生长设计时，均应询问儿童监护人确定的期望身高。期望身高可随儿童监护人的健康心愿而变化。

女童期望身高用字母 FT 表示。

2. 评价儿童身高

根据年龄和身高，评价女童当前年龄的身高水平，用百分位数表示。

3. 评价儿童骨龄

采用《中华 05 骨龄评价标准》准确评价儿童掌指骨骨龄，单位为岁，精确到小数点后一位。

女童当前骨龄用字母 FBA 表示。

评价女童骨龄身高水平，用百分位数表示。

4. 确定目标身高增长值

女童期望身高（FT）和当前身高的差距，即为女童自当前身高至达到期望身高，尚需要增长的身高值。

女童目标身高增长值用字母 FTH 表示。

5. 确定青春期身高生长潜能

根据女童骨龄、年龄的身高水平、骨龄的身高水平，确定女童青春期身高生长潜能。

6. 确定青春期前需要增长的身高值

女童目标身高增长值（FTH）减去确定的青春期身高生长潜能，即为女童在骨龄 9.5 岁进入青春期前需要增长的身高值。

女童青春期前需要增长的身高值用字母 FCH 表示。

7. 确定剩余骨龄

女童当前骨龄（FBA）至 9.5 岁骨龄的差值，为自当前骨龄至进入青春期前的剩余骨龄。

女童青春期前剩余骨龄用字母 FCBA 表示。

8. 计算目标骨龄身高生长速度

女童青春期前目标骨龄身高生长速度用字母 FCTS 表示。

女童自当前骨龄至进入青春期前，需要达到的满足期望身高的骨龄身高生长速度为：女童青春期前目标骨龄身高生长速度（FCTS）＝女童青春期前需要增长的身高值（FCH）÷女童青春期前剩余骨龄（FCBA），单位为厘米/岁骨龄，即每岁骨龄需要增长的身高值。

9. 设计方法示例

女童，年龄 6 岁，骨龄 6 岁，身高 117 厘米，期望身高 165 厘米。年龄的身高为第 50 百分位数，骨龄的身高为第 50 百分位数。假设青春期身高生长潜能为 20 厘米的平均水平。

计算过程为：

女童目标身高增长值（FTH）＝ 165–117=48 厘米

女童青春期前需要增长的身高值（FCH）＝ 48–20=28 厘米

女童青春期前剩余骨龄（FCBA）＝ 9.5–6=3.5 岁

女童青春期前目标骨龄身高生长速度（FCTS）＝ 28÷3.5=8 厘米/岁骨龄

第六节

青春期前儿童目标骨龄身高生长速度的实现方法

1. 骨龄评价和身高测量同步

评价骨龄身高生长速度时，评价骨龄的同时应进行身高测量，二者应为相同时间（最长间隔为 2 周以内）的评测结果。

2. 骨龄身高生长速度的实现方法

● 目标。设计和实现骨龄身高生长速度的目的是实现期望身高。

● 可行性。青春期前为身高生长的平台期，儿童自3岁至进入青春期，有数年生长期可调整骨龄身高生长速度。

儿童骨龄身高生长速度由身高生长速度和骨龄发育速度计算获得，身高生长速度和骨龄发育速度两个参数均可在生长发育过程中发生变化和被干预。

● 可变参数和非可变参数。骨龄身高生长速度为实现期望身高的非可变参数，身高生长速度和骨龄发育速度为根据骨龄身高生长速度而变化的可变参数。

● 目标骨龄身高生长速度的实现方法。通过对可变参数身高生长速度和骨龄发育速度的设计途径，实现目标骨龄身高生长速度。

首先确定儿童青春期前目标骨龄身高生长速度（男童：MCTS；女童：FCTS）。

根据儿童正常生长规律、近期身高生长速度和平均遗传身高，设计易于实现的身高生长速度（男童：MCHS；女童：FCHS）和骨龄发育速度（男童：MCBS；女童：FCBS）的不同方案。

3. 骨龄身高生长速度的实现方法示例

● 男童。目标骨龄身高生长速度（MCTS）为每岁骨龄7厘米的不同设计方法：

▶ 设计方法1

身高生长速度（MCHS）＝ 7厘米/年，骨龄发育速度（MCBS）＝1岁/年，目标骨龄身高生长速度（MCTS）＝ MCHS÷MCBS ＝ 7÷1=7厘米/岁骨龄。

▶ 设计方法2

身高生长速度（MCHS）＝ 6厘米/年，骨龄发育速度（MCBS）＝0.8岁/年，目标骨龄身高生长速度（MCTS）＝ MCHS÷MCBS ＝ 6÷0.8=7.5厘米/岁骨龄。

▶ 设计方法 3

身高生长速度（MCHS）＝ 5 厘米 / 年，骨龄发育速度（MCBS）＝0.7 岁 / 年，目标骨龄身高生长速度（MCTS）＝ MCHS÷MCBS ＝ 5÷0.7=7.1 厘米 / 岁骨龄。

● 女童。FCTS 为每岁骨龄 8 厘米的不同设计方法：

▶ 设计方法 1

身高生长速度（FCHS）＝ 7 厘米 / 年，骨龄发育速度（FCBS）＝0.8 岁 / 年，目标骨龄身高生长速度（FCTS）＝ FCHS÷FCBS ＝ 7÷0.8=8.8 厘米 / 岁骨龄。

▶ 设计方法 2

身高生长速度（FCHS）＝ 6 厘米 / 年，骨龄发育速度（FCBS）＝0.7 岁 / 年，目标骨龄身高生长速度（FCTS）＝ FCHS÷FCBS ＝ 6÷0.7=8.6 厘米 / 岁骨龄。

▶ 设计方法 3

身高生长速度（FCHS）＝ 5（厘米）/ 年，骨龄发育速度（FCBS）＝0.6 岁 / 年，目标骨龄身高生长速度（FCTS）＝ FCHS÷FCBS ＝ 5÷0.6=8.3 厘米 / 岁骨龄。

第七节

青春期晚期男童生长潜能评价方法

1. 适用人群
有身高需求、已进入青春期且有身高生长潜能的任何个体儿童。

2. 青春期晚期男童生长潜能评价
● 男童自骨龄 11.5 岁青春期开始至骨龄 16 岁成长板钙化融合，平均身高生长潜能为 23 厘米。

● 青春期男童自骨龄 11.5 岁至骨龄 14 岁，无异常情况下，平均身高生长潜能为 18 厘米。

● 男童骨龄 14 岁后，生长速度开始缓慢，自骨龄 14 岁至骨龄 16 岁成长板钙化融合,无异常情况下,平均身高生长潜能为5厘米。

●男童骨龄大于 14 岁时,可按照骨龄身高生长曲线图评价第 50 百分位数的平均身高生长潜能。评价方法为,第 50 百分位数成年身高(171.9 厘米)和儿童当前骨龄第 50 百分位数身高的差值。

●青春期男童任何骨龄身高水平,均可按照平均水平计算青春期各阶段身高生长潜能。

3. 青春期晚期女童生长潜能评价

●女童自骨龄 9.5 岁进入青春期至骨龄 14 岁成长板钙化融合,平均身高生长潜能为 20 厘米。

●青春期女童自骨龄 9.5 岁至骨龄 12 岁,无异常情况下,平均身高生长潜能为 15 厘米。

●女童出现初潮的平均骨龄为 12 岁,之后生长速度开始缓慢。自骨龄 12 岁至骨龄 14 岁成长板钙化融合,无异常情况下,平均身高生长潜能为 5 厘米。

●女童骨龄大于 12 岁时,可按照骨龄身高生长曲线图评价第 50 百分位数的平均身高生长潜能。评价方法为,第 50 百分位数成年身高(158.3 厘米)和儿童当前骨龄第 50 百分位数身高的差值。

●青春期女童任何骨龄身高水平,均可按照平均水平计算青春期各阶段身高生长潜能。

4. 女童初潮后生长潜能评价

●自初潮至身高停止生长,时间为 1 ~ 3 年。

●遗传身高低于 160 厘米的女童,初潮后生长潜能小于 5 厘米的可能性较大。遗传身高高于 164 厘米的女童,初潮后生长潜能大于 5 厘米的可能性较大。

●初潮时骨龄大于 12 岁的女童,初潮后生长潜能小于 5 厘米的可能性较大。初潮时骨龄小于 11.5 岁的女童,初潮后生长潜能大于 5 厘米的可能性较大。

●体形粗壮的女童,初潮后生长潜能小于 5 厘米的可能性较大。体形苗条的女童,初潮后生长潜能大于 5 厘米的可能性较大。

第八节

青春期儿童身高生长速度设计方法

1. 设计应体现青春期儿童生长突增的特点

儿童进入青春期后，开始生长突增，身高生长速度可达每年 7 ~ 9 厘米甚至更高。

2. 设计应考虑儿童生长突增的时间

儿童青春期生长突增的时间一般为 1 ~ 3 年，设计青春期儿童身高生长速度时，应参考儿童已进入青春期的时间。若儿童已进入青春期达 3 年，则身高生长速度小于一年 7 厘米的可能性较大。

3. 设计应考虑青春期儿童近期身高生长速度

儿童青春期生长突增最高值一般仅为一年，之后身高生长速度可迅速缓慢。设计儿童青春期身高生长速度时，应参考儿童近期身高生长速度，易于实现的身高生长速度设计值应小于儿童已达到的生长突增高峰值。

4. 考虑青春期儿童近期身高生长速度的设计示例

骨龄 13 岁男童，近一年身高增长 10 厘米，已达生长突增上限，未来身高生长速度的设计值应为 7 厘米 / 年、6 厘米 / 年、5 厘米 / 年。

骨龄 11 岁女童，近一年身高增长 9 厘米，已达生长突增上限，未来身高生长速度的设计值应为 7 厘米 / 年、6 厘米 / 年、5 厘米 / 年。

5. 设计应参考青春期儿童遗传身高

设计青春期儿童身高生长速度应参考儿童遗传身高，易于实现的身高生长速度应等于或小于平均遗传身高。

6. 参考青春期儿童遗传身高的设计示例

骨龄 12 岁男童，平均遗传身高 164 厘米，为第 10 百分位数低于平均身高的水平，未来身高生长速度的设计值应为 7 厘米 / 年、6 厘米 / 年、5 厘米 / 年。

骨龄 10 岁女童，平均遗传身高 154 厘米，为第 10 百分位数低于平均身高的水平，未来身高生长速度的设计值应为 7 厘米 / 年、6 厘米 / 年、5

厘米/年。

7. 设计应考虑青春期儿童生长的个体差异

设计青春期儿童身高生长速度应充分考虑儿童身高生长的个体差异，部分儿童青春期可无明显的身高生长突增。

8. 考虑青春期儿童生长个体差异的设计示例

骨龄 13 岁男童，近 3 年每年身高增长值均为 6 厘米，未来身高生长速度的设计值应为 6 厘米/年、6.5 厘米/年、5 厘米/年。

骨龄 11 岁女童，近 3 年每年身高增长值均为 6 厘米，未来身高生长速度的设计值应为 6 厘米/年、6.5 厘米/年、5 厘米/年。

9. 设计应考虑疾病对青春期儿童生长的影响

设计青春期儿童身高生长速度应考虑疾病对儿童身高生长的影响。生长激素缺乏的儿童，青春期的身高生长速度可继续低于正常。

第九节

青春期男童骨龄发育速度的设计方法

1. 范围

青春期男童骨龄发育速度的设计，以每年 1.5 岁为上限。在身高生长速度正常的非疾病状况下，骨龄发育速度不设计下限。

2. 作用

骨龄发育速度是生长设计中获得骨龄身高生长速度所必需的重要参数，也是生长设计的最后步骤。

3. 设计特点

青春期生长突增的过程中，骨龄发育速度通常每年大于 1 岁。应根据目标骨龄身高生长速度和已设计的身高生长速度，设计相应的骨龄发育速度。

第十节

青春期男童目标骨龄身高生长速度的计算方法

1. 骨龄身高生长速度设计步骤

● 确定期望身高。由儿童监护人根据其健康心愿，自行确定儿童成年期望身高，单位为厘米。每次进行生长设计时，均应询问儿童监护人确定的期望身高。期望身高可随儿童监护人的健康心愿而变化。

男童期望身高用字母 MT 表示。

● 评价儿童骨龄。采用《中华 05 骨龄评价标准》准确评价儿童掌指骨骨龄，单位为岁，精确到小数点后一位。

男童当前骨龄用字母 MBA 表示。

● 确定目标身高增长值。男童期望身高（MT）和当前身高的差距，即为儿童自当前身高至达到期望身高，尚需要增长的身高值。

男童目标身高增长值用字母 MTH 表示。

● 确定青春期身高生长潜能。骨龄 14 岁以下男童，均按照骨龄 14 岁后身高生长潜能 5 厘米计算。

骨龄 14 岁及以上男童，根据骨龄身高曲线图评价平均身高生长潜能。评价方法为第 50 百分位数成年身高（171.9 厘米）和儿童当前骨龄第 50 百分位数身高的差值。

● 确定青春期各阶段骨龄前目标身高增长值。骨龄 14 岁以下男童，目标身高增长值（MTH）减去 5 厘米，即为男童在骨龄 14 岁前需要增长的身高值。

青春期男童在骨龄 14 岁前需要增长的身高值用字母 MPH 表示。

骨龄 14 岁以上男童，身高生长进入最后阶段，且非匀速生长。可根据目标身高增长值和平均身高生长潜能的差值，评价实现期望身高的难易程度，再进行干预。

● 计算当前骨龄至骨龄 14 岁前的剩余骨龄。男童当前骨龄（MBA）至 14 岁骨龄的差值，为自当前骨龄至骨龄 14 岁前的剩余骨龄。

青春期男童至骨龄 14 岁前的剩余骨龄用字母 MPBA 表示。

骨龄 14 岁及以上男童，平均生长潜能仅为 5 厘米，且生长非匀速，其剩余骨龄计算不包含在本书内。

● 计算目标骨龄身高生长速度。青春期男童至骨龄 14 岁前目标骨龄身高生长速度用字母 MPTS 表示。

男童自当前骨龄至骨龄 14 岁前，需要达到的满足期望身高的目标骨龄身高生长速度为：目标骨龄身高生长速度（MPTS）= 至骨龄 14 岁前需要增长的身高（MPH）÷ 至骨龄 14 岁前剩余的骨龄值（MPBA），单位为厘米 / 岁骨龄，即每岁骨龄需要增长的身高值。

2. 设计示例

男童，年龄 12 岁，骨龄 12 岁，身高 148 厘米，期望身高 176 厘米。目标骨龄身高生长速度的设计过程为：

男童目标身高增长值（MTH）= 176–148=28 厘米

男童至骨龄 14 岁前需要增长的身高值（MPH）= 28–5=23 厘米

男童至骨龄 14 岁前剩余骨龄（MPBA）= 14–12=2 岁

男童目标骨龄身高生长速度（MPTS）= 23÷2=11.5 厘米 / 岁骨龄

第十一节

青春期女童目标骨龄身高生长速度的设计方法

1. 骨龄身高生长速度设计步骤

● 确定期望身高。由儿童监护人根据其健康心愿，自行确定儿童成年期望身高，单位为厘米。每次进行生长设计时，均应询问儿童监护人确定的期望身高。期望身高可随儿童监护人的健康心愿而变化。

女童期望身高用字母 FT 表示。

● 评价儿童骨龄。采用《中华 05 骨龄评价标准》准确评价儿童掌指骨骨龄，单位为岁，精确到小数点后一位。

女童当前骨龄用字母 FBA 表示。

● 确定目标身高增长值。女童期望身高（FT）和当前身高的差距，即为儿童自当前身高至达到期望身高，尚需要增长的身高值。

女童目标身高增长值用字母 FTH 表示。

●确定青春期身高生长潜能。骨龄 12 岁以下女童，均按照骨龄 12 岁后身高生长潜能 5 厘米计算。

骨龄 12 岁及以上女童，根据骨龄身高曲线图评价平均身高生长潜能。评价方法为，第 50 百分位数成年身高（158.3 厘米）和儿童当前骨龄第 50 百分位数身高的差值。

●确定青春期各阶段骨龄前目标身高增长值。

骨龄 12 岁以下女童，目标身高增长值（FTH）减去 5 厘米，即为女童在骨龄 12 岁前需要增长的身高值。

青春期女童在骨龄 12 岁前需要增长的身高值用字母 FPH 表示。

骨龄 12 岁以上女童，身高生长进入最后阶段，且非匀速生长。可根据目标身高增长值和平均身高生长潜能的差值，评价实现期望身高的难易程度，再进行干预。

●计算当前骨龄至骨龄 12 岁前的剩余骨龄。女童当前骨龄（FBA）至 12 岁骨龄的差值，为自当前骨龄至骨龄 12 岁前的剩余骨龄。

青春期女童至骨龄 12 岁前的剩余骨龄用字母 FPBA 表示。

骨龄 12 岁及以上女童，平均生长潜能仅为 5 厘米，且生长非匀速，其剩余骨龄计算不包含在本书内。

●计算目标骨龄身高生长速度。青春期女童至骨龄 12 岁前目标骨龄身高生长速度用字母 FPTS 表示。

女童自当前骨龄至骨龄 12 岁前，需要达到的满足期望身高的目标骨龄身高生长速度为：FPH ÷ FPBA，单位为厘米 / 岁骨龄，即每岁骨龄需要增长的身高值。

2. 设计示例

女童，年龄 10 岁，骨龄 10.5 岁，身高 145 厘米，期望身高 165 厘米。目标骨龄身高生长速度的设计过程为：

女童目标身高增长值（FTH）= 165–145=20 厘米

女童至骨龄 12 岁前需要增长的身高值（FPH）= 20–5=15 厘米

女童至骨龄 12 岁前剩余骨龄（FPBA）＝ 12–10.5=1.5 岁

女童目标骨龄身高生长速度（FPTS）＝ 15 ÷ 1.5=10 厘米 / 岁骨龄

第十二节

青春期儿童目标骨龄身高生长速度的实现方法

1. 目的

设计青春期儿童目标骨龄身高生长速度的目的为实现期望身高。

2. 重要性

青春期为生长设计的最后时期。

3. 相关参数

骨龄身高生长速度、身高生长速度和骨龄发育速度是儿童生长设计的 3 个重要参数，其中骨龄身高生长速度为实现期望身高的不可变参数，身高生长速度和骨龄发育速度为根据骨龄身高生长速度而变化的可变参数。

4. 实现青春期儿童目标骨龄身高生长速度的不同设计方法

确定儿童青春期目标骨龄身高生长速度（男童：MPTS；女童：FPTS）后，儿童青春期身高生长速度（男童：MPHS；女童：FPHS）和骨龄发育速度（男童：MPBS；女童：FPBS）可有若干不同设计。

5. 男童设计示例

当 MPTS 为每岁骨龄 11.5 厘米时：

● 设计方法 1：MPHS ＝ 11.5 厘米 / 年，MPBS=1 岁 / 年，MPTS= MPHS ÷ MPBS ＝ 11.5 ÷ 1=11.5 厘米 / 岁骨龄。

● 设计方法 2：MPHS ＝ 8 厘米 / 年，MPBS=0.7 岁 / 年，MPTS= MPHS ÷ MPBS ＝ 8 ÷ 0.7=11.4 厘米 / 岁骨龄。

● 设计方法 3：MPHS ＝ 6 厘米 / 年，MPBS=0.5 岁 / 年，MPTS= MPHS ÷ MPBS ＝ 6 ÷ 0.5=12 厘米 / 岁骨龄。

6. 女童设计示例

当 FPTS 为每岁骨龄 10 厘米时：

● 设计方法 1：FPHS ＝ 10 厘米 / 年，FPBS=1 岁 / 年，

FPTS= FPHS÷FPBS = 10÷1=10 厘米 / 岁骨龄。

● 设计方法 2：FPHS = 7 厘米 / 年，FPBS=0.7 岁 / 年，
FPTS= FPHS÷FPBS = 7÷0.7=10 厘米 / 岁骨龄。

● 设计方法 3：FPHS = 5 厘米 / 年，FPBS=0.5 岁 / 年，
FPTS= FPHS÷FPBS = 5÷0.5=10 厘米 / 岁骨龄。

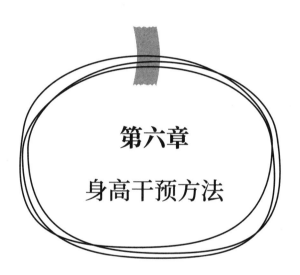

第六章

身高干预方法

第一节

促进身高生长速度分级及干预方法

1. 适用范围

有身高需求且有身高生长潜能的任何儿童。

2. 促进身高生长速度一级方法

促进身高生长速度的一级方法为该系列强度较弱的方法，主要包括保健方面的干预方法，这个方法简称身高促进 1 号方案。

3. 促进身高生长速度二级方法

促进身高生长速度的二级方法为该系列强度中等的方法，为补充和身高生长密切相关的营养素，主要包括维生素 A、维生素 D 等维生素和钙、锌等矿物元素，这个方法简称身高促进 3 号方案。

4. 促进身高生长速度三级方法

促进身高生长速度的三级方法为该系列强度最强的方法，为矮小或生长迟缓儿童的临床诊治方法，这个方法简称身高促进 5 号方案。

5. 促进身高生长速度一级方法的干预内容

这个方法包括合理饮食、充足睡眠、适宜运动、良好情绪、疾病防治 5 个方面，适用于任何身高生长水平和生长速度状态下有期望身高需求的儿童。

6. 促进身高生长速度二级方法的干预内容

● 概述。这个方法包括补充和身高生长密切相关的营养素。

● 维生素 A 的补充。有期望身高需求的儿童，宜额外补充维生素 A 至与期望身高水平相当的理想水平，并维持至身高生长停止。

● 维生素 D 的补充。有期望身高需求的儿童，宜额外补充维生素 D 至与期望身高水平相当的理想水平，并维持至身高生长停止。

● 钙的补充。有期望身高需求的儿童，宜额外补充钙制剂至与期望身高水平相当的理想水平，并维持至身高生长停止。

● 锌的补充。有期望身高需求的儿童，当食欲不佳时，可补充锌制剂 4 周，至食欲改善时停止补充。若儿童患锌缺乏症，则根据相关临床路径进行诊疗。

7. 促进身高生长速度三级方法的干预内容

这个方法包括生长激素或甲状腺素等药物的临床应用，须经内分泌等专科医生按照临床诊疗路径规范使用。

第二节

延缓骨龄发育速度分级及干预方法

1. 延缓骨龄发育速度一级方法

延缓骨龄发育速度的一级方法为强度较弱的方法，主要包括保健方面的干预方法，这个方法简称身高促进 2 号方案。

2. 延缓骨龄发育速度二级方法

延缓骨龄发育速度的二级方法为强度中等的方法，主要包括中医中药的应用，这个方法简称身高促进 4 号方案。

3. 延缓骨龄发育速度三级方法

延缓骨龄发育速度的三级方法为强度最大的方法，是患性早熟等相关疾病儿童的临床诊治方法，这个方法简称身高促进 6 号方案。

4. 延缓骨龄发育速度一级方法的干预内容

这个方法包括控制体重、饮食调整和环境改善等方面，适用于身高促进干预过程中，目标骨龄发育速度小于每年 1 岁的任何儿童。

5. 延缓骨龄发育速度二级方法的干预内容

这个方法适用于 8 岁以上儿童，应由中医专科医生根据儿童体质，辨证施治，应用滋阴平阳等类中药。

6. 延缓骨龄发育速度三级方法的干预内容

这个方法包括促性腺激素释放激素类似物或芳香化酶抑制剂的临床应用，应由内分泌等专科医生根据性早熟等相关疾病的临床诊疗路径规范使用。

第三节

身高促进综合干预强度分级及干预方法

1. 适用范围
有身高需求且有身高生长潜能的任何个体儿童。

2. 身高促进干预系列分类
身高促进干预方法分为两大系列，分别为促进身高生长速度系列和延缓骨龄发育速度系列。

3. 综合干预强度一级
采用促进身高生长速度一级及延缓骨龄发育速度一级的状态为综合干预强度一级。

4. 综合干预强度二级
采用促进身高生长速度二级及延缓骨龄发育速度二级的状态为综合干预强度二级。

5. 综合干预强度三级
采用促进身高生长速度三级及延缓骨龄发育速度三级的状态为综合干预强度三级。

6. 干预强度一级的干预
● 1 号方案：合理饮食、充足睡眠、适宜运动、良好情绪。

● 2 号方案：控制体重、调整饮食、环境改善。

7. 干预强度二级的干预
● 3 号方案：补充维生素 A、维生素 D、钙、锌等适宜的营养素。

● 4 号方案：辨证施治，应用滋阴平阳的中药。

8. 干预强度三级的干预
● 5 号方案：生长激素的临床应用，甲状腺素的临床应用。

● 6 号方案：促性腺激素释放激素类似物的临床应用，芳香化酶抑制剂的临床应用。

第四节

促进身高生长速度的饮食干预方法

1. 促进身高生长的均衡饮食类别

● 蛋白质类食物。主要包括奶类、蛋类和肉类食物，儿童每日应摄入足量的蛋白质类食物。

● 碳水化合物类食物。主要包括各种糖类食物，如各类主食、水果等，儿童每日应摄入适量的碳水化合物类食物。

● 维生素类食物。主要包括各类蔬菜，儿童每日应摄入多种维生素类食物。

2. 促进身高生长的蛋白质类食物品种

● 奶类。可为任何固体或液体乳类，以生牛乳为主要原料，不添加蔗糖、不添加香精的符合食品安全条件的乳类为佳。

● 蛋类。可为任何禽蛋类，以符合食品安全条件的非加工食品为佳。

● 肉类。可为畜肉类、禽肉类、鱼虾类等任何肉类，以符合食品安全条件的非加工食品为佳。

3. 保障身高生长的蛋白质类食物摄入量

● 奶类。1岁以上儿童，每日应摄入奶量500毫升。

● 蛋类。1岁以上儿童，每日应摄入蛋类60克（1个鸡蛋）。

● 肉类。1岁以上儿童，每日应摄入肉类50克。

4. 促进身高生长的个性化饮食调整方法

● 食物过敏。食物过敏可影响儿童身高生长，应及早预防。一旦出现食物过敏症状，应尽早就诊，遵从专科医生医嘱进行饮食干预和相应治疗。

● 饮食喜好。在保障身高生长所需营养食物类别的情况下，应尽量尊重儿童的饮食喜好，使儿童愉快进餐。

● 膳食优化。食欲不佳、食量不足的儿童，应优先满足每日蛋白质类食物的摄入量。

● 食物互换。可根据儿童食物喜好和食物制作方便程度，进行同类食物间的互换（例如：儿童当日未进食蛋类时，可适当增加奶类摄入量或肉类摄入量）。

● 食物替代。儿童蛋白质类食物进食不足时，可根据 50 克肉含蛋白质 9 克、1 个蛋含蛋白质 7 克、500 毫升奶含蛋白质 16 克的简单计算，采用等量蛋白质的纯乳清蛋白粉替代。

第五节

促进身高生长速度的睡眠干预方法

1. 睡眠时长

0 ~ 12 月龄婴儿，每日应保障 16 ~ 18 小时睡眠时间。

1 ~ 3 岁幼儿，每日应保障 11 ~ 15 小时睡眠时间。

3 ~ 6 岁学龄前儿童，每日应保障 10 小时睡眠时间。

6 ~ 12 岁学龄儿童，每日应保障 9 小时睡眠时间。

12 岁以上儿童青少年，每日应保障 8 小时睡眠时间。

2. 入睡时间

为促进夜间生长激素正常分泌，1 岁以上儿童应晚上 10 点之前入睡。

3. 睡眠前准备

为促进夜间生长激素正常分泌和保障睡眠质量，入睡前 2 小时，尽量不进食任何食物，同时避免晚餐进食过多。入睡前 1 小时，不进行剧烈运动或情绪激动的活动。

4. 睡眠环境

夜间睡眠环境应较安静。睡眠时光线应较暗。睡眠温度以 18 ~ 22℃为宜。睡眠时相对湿度以 50% ~ 60% 为宜。

5. 睡眠质量

夜间 11 点至凌晨 1 点，为生长激素分泌旺盛阶段，应保障儿童安稳睡眠，免受打扰，儿童睡眠时穿衣不宜过多。

6. 昼夜睡眠

夜间睡眠更有利于身高生长，应保障儿童足够的夜间睡眠时间。

7. 个体差异

睡眠时长、睡眠质量、入睡时间等睡眠状况，受儿童气质类型、神经兴奋性、性别、年龄、疾病、情绪等因素影响，有较大的个体差异，进行儿童身高促进睡眠干预时，应加以考虑。

第六节

促进身高生长速度的儿童运动干预方法

1. 运动环境

运动环境的分类：户外环境、室内环境、个体环境、集体环境。

2. 运动时段

● 运动时段的分类。可分为白天时段、晚上时段、睡前时段、睡后时段、餐前时段、餐后时段。

● 运动时段安排注意事项。儿童运动时段不应影响儿童的睡眠时间和饮食时间。

3. 运动时间

● 运动时长。运动时长可以是数分钟、10分钟、15分钟、30分钟、1小时、1.5小时。

● 运动时间安排注意事项。一次运动时间的长短需根据儿童个体反应调整，以不影响儿童睡眠和进食为宜。运动时间长短宜根据儿童对运动的适应能力而调整，循序渐进。运动时儿童如有不适，应及时减少运动时间。

4. 运动次数

运动次数可分为每日2～5次，依据儿童年龄和运动能力而定。

5. 运动情绪

应坚持快乐运动的原则；在儿童较为兴奋时进行运动；所选择的运动方式应使儿童感到快乐；运动时长和运动时段的选择均应使儿童感到

愉悦。

6. 运动方式

运动方式可以为运动游戏或单纯的运动。运动过程中应始终有监护人看护。

7. 运动强度

根据儿童年龄段选择适宜的运动强度，遵循坚持运动和不过度运动的原则。当儿童出现与运动相关的不良反应时，应停止当次运动，以免运动过度。

8. 运动安全

●儿童运动安全是首先需要考虑和重视的因素。

●运动过程中所有可能存在的不安全因素，需要监护人仔细观察，并及时避免。

●运动过程中应及时发现和避免运动方式、器械、场地、儿童身体状况等各方面可能存在的不安全因素。

●避免运动过度和运动损伤。一旦出现运动损伤，应及时就医。

第七节

促进身高生长速度的婴儿运动干预方法

1. 运动环境

婴儿运动环境宜选择以室内环境和个体环境为主，如果条件许可，可以选择部分集体环境。

2. 运动时段

婴儿运动时段宜选择白天时段、睡后时段以及餐前时段。

3. 运动时间

婴儿运动时间以一次数分钟为佳，最多 15 分钟。最初以 5 分钟为宜。

4. 运动次数

婴儿运动次数初期以每日 2 次为宜，根据婴儿对运动的适应能力和反应逐渐增加运动次数，循序渐进，后期可增加至每日 3 ～ 5 次。两次运动的时间间隔应大于 1 小时。

5. 运动方式

●以平面运动为主，可以选择床面、软地板等安全的平面为运动场地。

●运动姿态可以为俯卧、爬行、翻身、扶栏行走等运动。

●根据婴儿个体对运动的适应程度，可以采用各种形式的亲子运动，如牵手行走、扶站、家长辅助蹦跳等。

6. 运动强度

●婴儿运动时不要求运动强度。

●可以用运动时间长短衡量婴儿的运动强度。

●当婴儿对运动的反应良好时，可以适当延长运动时间以增加运动强度。

●当婴儿面色潮红时，可停止当次运动。

7. 运动能量补充

●运动后不宜立即进食，应有 20 分钟及以上的恢复时间。

●婴儿运动可能导致食量增加，应加强生长监测，避免体重过度增加。

第八节

促进身高生长速度的幼儿运动干预方法

1. 运动环境

●室内环境或户外环境。幼儿运动环境可以选择室内环境和户外环境相结合的方法，如果条件许可，户外环境运动应该达到 50% 以上。

●个体环境或集体环境。幼儿运动环境可以选择个体环境和集体环境相结合的方法，如果条件许可，集体环境运动应达到 60% 以上。

2. 运动时段

幼儿运动时段宜选择白天时段、睡后时段以及餐前时段。

3. 运动时间

●幼儿运动时间以每次 10 ~ 30 分钟为宜，不宜超过 1 小时。

●初次运动时间以 10 分钟为宜。

●单次运动期间内可以短暂休息 1 ~ 2 次，每次休息时长不超过 5

分钟。

4. 运动次数

幼儿运动次数最初以每日 2 次为宜，后期可达到每日 3 ~ 4 次。两次运动的时间间隔应大于 120 分钟。

5. 运动情绪

运动方式不应使幼儿过度兴奋。如有使幼儿过度兴奋的运动内容，应安排在运动时间的前段，运动结束之前应使幼儿情绪逐渐趋于平静。

6. 运动方式

● 提倡户外运动为主，在有看护人照看和环境安全的场地，可选择幼儿能进行的走、跑、跳、攀爬物体、抛球等身体活动。

● 强调下肢运动为主，兼顾身体灵活性和协调性的运动方法。

● 室内运动应作为运动的辅助手段。充分利用居室环境，在安全的情况下，鼓励幼儿进行与跑、跳等身体活动相关的运动，并鼓励亲子运动。

● 以培养幼儿喜爱运动的习惯和减少静坐时间为原则。

7. 运动强度

● 对幼儿的运动强度应有一定要求。

● 幼儿的运动强度可通过运动时间和运动的剧烈程度衡量。

● 每次运动至幼儿出汗或面色潮红时，可停止当次运动或暂时休息。

● 当幼儿对运动的反应良好时，可适当延长运动时间和提高运动的剧烈程度，以增加运动强度。

● 对于幼儿，应坚持适度运动的原则。

8. 运动能量补充

● 运动后可根据情况为幼儿适当补充水分。

● 运动后不应立即进食，应有 30 分钟以上的运动缓冲和恢复期。

● 运动可使幼儿食量增加，应监测体重，根据体重增长情况适当调整进食量。

第九节

促进身高生长速度的学龄前儿童运动干预方法

1. 运动环境

● 户外环境和室内环境。学龄前儿童运动环境应以户外环境为主，兼顾室内环境的原则。如果条件许可，户外环境运动应达到 80% 以上。

● 集体环境和个体环境。学龄前儿童运动环境可以坚持集体环境和个体环境相结合的方法，如条件许可，集体环境运动应达到 70% 以上。

2. 运动时段

● 学龄前儿童运动时段宜选择白天时段、睡后时段、餐前时段。

● 学龄前儿童运动时段尽可能选择有阳光的上午和下午时间，同时避免阳光过于强烈的时段。

● 餐前 1 小时结束运动。餐后 1 小时及以上开始运动。睡前 1 小时结束运动。

3. 运动时间

● 学龄前儿童运动时间以每次 20 ~ 40 分钟为宜。

● 初次运动以 20 分钟为宜。

● 运动时间内可以短暂休息 1 ~ 3 次，每次休息时长不超过 5 分钟。

4. 运动次数

学龄前儿童运动次数初期以每日 2 次为宜，后期可增加到每日 4 次。两次运动的时间间隔应大于 120 分钟。

5. 运动情绪

如有使学龄前儿童过度兴奋的运动内容，应安排在运动时间的前期，运动后期应使学龄前儿童情绪逐渐趋于平静。

6. 运动方式

● 运动过程中应有监护人、幼儿教师、运动教练在场。

● 以对儿童下肢关节和脊柱有适宜刺激的拉伸、转动等运动方式为宜，可以选择体操、球类、踢毽子、跳绳、跑步等运动形式。

●选择下肢运动为主，兼顾身体灵活性和协调性的运动方法。

●室内运动应该作为运动的辅助手段，鼓励儿童和家长的亲子运动，鼓励儿童参与适当的家务劳动。

●以培养学龄前儿童喜爱运动的习惯和减少静坐时间为原则。

●根据学龄前儿童个体运动能力发展状况，培养适宜运动项目的运动技能。

7. 运动强度

●学龄前儿童的运动应有一定强度。

●学龄前儿童的运动强度可通过运动时间长度和单位时间内运动的剧烈程度衡量。

●运动强度以达到学龄前儿童中等程度出汗为宜。

●可采用儿童运动时心率达到 100 ~ 130 次 / 分钟作为评价运动强度的指标。

●当学龄前儿童对运动的反应良好时，可以适当延长运动时间和提高运动剧烈程度，以增加运动强度。

8. 运动能量补充

●每次运动后，应适当补充水分。

●运动后不宜立即进食。运动结束至进餐应有 1 小时及以上间隔。

●运动可使学龄前儿童食量增加。学龄前儿童每月体重平均增长值为 0.1 千克，应定期进行生长监测，根据体重增长情况调整进食量。

第十节

促进身高生长速度的学龄儿童运动干预方法

1. 运动环境

学龄儿童运动环境应以户外环境为主，在条件许可的情况下，户外环境的运动应达到 80% 以上。学龄儿童运动环境以集体环境和个体环境相结合的方法，集体环境的运动应达到 60% 以上。

2. 运动时段

● 学龄儿童运动时段可选择任何时段。

● 学龄儿童运动时段以选择有阳光的运动环境为最佳。

● 餐前 1 小时结束运动。餐后至少 1 小时开始运动。

● 睡前 1 小时结束运动。

3. 运动时间

● 学龄儿童运动时间以每次 30 ~ 60 分钟为宜。

● 初期以每次 30 分钟为宜。

● 运动时间内可以短暂休息 1 ~ 2 次，每次休息时长不超过 5 分钟。

4. 运动次数

学龄儿童运动次数初期以每日 2 次为宜，根据学龄儿童对运动的反应逐渐增加运动次数，后期可增加至每日 3 ~ 5 次。两次运动的时间间隔应大于 90 分钟。

5. 运动方式

● 学龄儿童运动形式以单纯性运动锻炼为主。

● 学龄儿童可在学校、运动场馆、社区健身场地、家庭等地进行运动。

● 以对脊柱和下肢关节有适宜刺激的运动、增强骨质健康的抗阻力运动、促进肌肉强健的力量性运动为主要运动方式。可采用各种球类、游泳、骑自行车、跳绳、踢毽子、跑步、体操、适宜的器械运动等运动形式。

● 强调运动方式多样性和个性化，根据儿童运动能力和兴趣，进行适宜运动项目的技能训练，如篮球、排球、羽毛球、游泳等，以提高儿童对运动的兴趣和持续性，培育儿童良好的运动体验。

6. 运动强度

● 学龄儿童的运动强度应有一定要求。

● 学龄儿童的运动强度以运动持续时间和单位时间内运动的剧烈程度衡量。

● 可采用运动时心率达到 120 ~ 140 次 / 分钟作为评价运动强度的指标。

● 当学龄儿童对运动的反应良好时，可适当延长运动时间和提高运动的剧烈程度以增加运动强度。

7. 运动能量补充

● 运动后儿童应适当补充水分。

● 运动后不宜立即进食，运动结束至进餐应间隔 1 小时以上。

● 运动可使学龄儿童食量增加。青春期前的学龄儿童，每月体重平均增长值为 0.1 千克，应加强生长监测，根据体重增长情况调整饮食。

第十一节

促进身高生长速度的维生素 A 补充方法

1. 维生素 A 水平评价方法

可采用血清视黄醇浓度检测结果评价儿童维生素 A 营养水平，单位为 μmol/L 或 mg/L。血清视黄醇浓度和所指示的意义见表 8。

表 8　血清视黄醇浓度和意义

血清视黄醇浓度	意义
< 0.35 μmol/L（0.1 mg/L）	临床缺乏
< 0.7 μmol/L（0.2 mg/L）	亚临床缺乏
0.7 ~ 1.05 μmol/L（0.2 ~ 0.3 mg/L）	亚临床缺乏高风险
1.05 ~ 2.44 μmol/L（0.3 ~ 0.7 mg/L）	正常范围
≥4.19 μmol/L（1.2 mg/L）	过多和中毒

2. 维生素 A 参考摄入量

各年龄段儿童维生素 A 参考摄入量见表 9。

表 9 各年龄段儿童膳食维生素 A 参考摄入量

年龄（岁）	维生素 A 参考摄入量 （国际单位/天）		维生素 A 最大耐受量 （国际单位/天）
	男	女	
0 岁 ~	1000		2000
0.5 岁 ~	1166		2000
1 岁 ~	1033		2333
4 岁 ~	1200		3000
7 岁 ~	1666		5000
11 岁 ~	2233	2100	7000
14 ~ 18 岁	2733	2100	9000

3. 维生素 A 的补充方法

●根据期望身高确定维生素 A 适宜水平。若期望身高在正常参考值第 3 百分位数以上，儿童血清视黄醇浓度应保持在 1.05 μmol/L（0.3 mg/L）以上。若期望身高在正常参考值第 50 百分位数以上，儿童血清视黄醇浓度应保持在正常范围上限 2.44 μmol/L（0.7 mg/L）。

●根据维生素 A 水平确定补充量。当血清视黄醇浓度小于 0.7 μmol/L（0.2 mg/L）时，按照维生素 A 缺乏和亚临床维生素 A 缺乏的相关临床路径进行疾病诊治。

维生素 A 水平在正常范围的儿童，可根据维生素 A 检测值和期望身高，并根据儿童的年龄和性别，自维生素 A 每日参考摄入量至最大耐受量之间，选择适宜剂型的维生素 A 制剂，每日补充。

儿童维生素 A 水平，宜每年检测 1 次。

●根据饮食情况确定补充量。若儿童每日饮食中，维生素 A 含量丰富的动物性食品摄入不足，宜每日补充维生素 A 制剂。补充剂量可自维生素 A 每日参考摄入量至最大耐受量之间、根据维生素 A 制剂剂型确定。

●根据身高水平确定补充量。儿童当前身高水平低于期望身高，且缺乏维生素 A 检测结果时，可每天补充维生素 A 制剂。补充剂量可自维生素 A 每日参考摄入量至最大耐受量之间、根据维生素 A 制剂剂型确定。

第十二节

促进身高生长速度的维生素 D 补充方法

1. 维生素 D 水平评价方法

详见本书第四章第二节，评价儿童维生素 D 水平对身高的影响。

2. 维生素 D 参考摄入量

各年龄段儿童维生素 D 参考摄入量见表 10。

表 10　各年龄段儿童膳食维生素 D 参考摄入量

年龄（岁）	维生素 D 参考摄入量 （国际单位 / 天）	维生素 D 最大耐受量 （国际单位 / 天）
0 岁 ~	400	800
0.5 岁 ~	400	800
1 岁 ~	400	800
4 岁 ~	400	1200
7 岁 ~	400	1800
11 ~ 18 岁	400	2000

3. 维生素 D 的补充方法

●根据期望身高确定维生素 D 适宜水平。若期望身高在正常参考值第 3 百分位数以上，儿童血清 25–OH–D 检测值应保持在 30 ng/ml（75 nmol/L）及以上。若期望身高在正常参考值第 50 百分位数以上，儿童血清 25–OH–D 检测值应保持在理想水平上限 60 ng/ml（150 nmol/L）。

●根据维生素 D 水平确定补充量。当血清 25–OH–D 检测值小于 20 ng/ml（50 nmol/L）时，按照维生素 D 缺乏的相关临床路径进行疾病的诊治。

当血清 25–OH–D 检测值大于 20 ng/ml（50 nmol/L）时，可根据期望身高和儿童年龄，自维生素 D 每日参考摄入量至最大耐受量之间，选择适宜剂型的维生素 D 制剂，每日补充。

儿童维生素 D 水平，宜每年检测 1 次。

●根据身高水平确定补充量。儿童当前身高水平低于期望身高，且缺乏维生素 D 检测结果时，可每天补充维生素 D 制剂。补充剂量可自维生素 D 每日参考摄入量至最大耐受量之间、根据维生素 D 制剂剂型确定。

第十三节

促进身高生长速度的钙剂补充方法

1. 钙剂的需要量

各年龄段儿童钙剂参考摄入量见表 11。

表 11　各年龄段儿童膳食钙参考摄入量

年龄（岁）	适宜摄入量（毫克/天）	最大耐受量（毫克/天）
0 岁 ~	200	1000
0.5 岁 ~	250	1500
1 岁 ~	600	1500
4 岁 ~	800	2000
7 岁 ~	1000	2000
11 岁 ~	1200	2000
14 ~ 18 岁	1000	2000

2. 含钙丰富食物的钙含量

儿童常用含钙丰富食物钙含量见表 12。

表 12　各类食物的钙含量（毫克 /100 克或 100 毫升）

食物品种	钙含量	食物品种	钙含量	食物品种	钙含量
配方奶粉	700	西蓝花	67	鸡肉	11
干海带	625	鸡蛋	56	土豆	11
奶酪	590	黄鱼	43	苹果	11
干木耳	357	海虾	35	动物肝脏	11
蘑菇	131	母乳	34	瘦牛肉	9
纯牛奶	120	胡萝卜	32	瘦羊肉	9
豆腐	116	面粉	31	香蕉	9
扁豆	116	带鱼	24	西红柿	8

食物品种	钙含量	食物品种	钙含量	食物品种	钙含量
核桃仁	108	黄瓜	19	大米	7
鱼肉	79	土豆	11	瘦猪肉	6

3. 钙营养的评价方法

●根据骨密度评价钙营养状况。可采用骨密度检测结果评价儿童钙营养状况，以 Z 值或百分位数表示，检测方法包括能精准和客观地反映儿童骨矿物含量和钙营养状况的所有方法。检测间隔至少 3 个月以上，3 岁以下儿童的骨密度监测频次可为每 6 个月 1 次，3 岁以上儿童的骨密度监测频次可为每 12 个月 1 次。

●根据期望身高确定钙营养适宜水平。若期望身高在正常参考值第 3 百分位数以上，儿童骨密度检测值应保持在 Z 值大于 –2 或在第 3 百分位数以上。若期望身高在正常参考值第 50 百分位数以上，儿童骨密度检测值应保持在正常范围 Z 值大于 1 或第 75 百分位数以上。

4. 钙剂的补充方法

●根据骨密度水平确定钙剂补充量。当骨密度检测结果小于正常范围下限时，按照钙缺乏的相关临床路径进行疾病的诊治。

当骨密度检测结果小于 Z 值 1 或第 75 百分位数时，可根据期望身高补充钙剂，1 岁以下儿童每天补充 100 毫克元素钙，1 岁以上儿童每天补充 300 毫克元素钙。

●根据饮食情况确定钙剂补充量。当 1 岁以上儿童当日奶摄入量小于 500 毫升、蛋摄入量少于 1 个（50 ~ 60 克）、肉摄入量少于 50 克时，当日可补充元素钙 300 毫克。

●根据身高水平确定补充量。儿童当前身高水平低于期望身高，且缺乏骨密度检测结果时，可每天补充元素钙 100 ~ 300 毫克。

5. 钙剂的选择原则

●元素钙含量。各类钙制剂的有效部分，是元素钙含量。相同单位重量的情况下，元素钙含量较多的钙制剂，服用后利用效能较大。含有 100 毫克元素钙的不同钙制剂重量见表 13。

表 13　含 100 毫克元素钙的各钙制剂重量

钙制剂名称	钙制剂重量 （毫克 /100 毫克元素钙）
碳酸钙	250
磷酸三钙	434
醋酸钙	441
乳酸钙	769
葡萄糖酸钙	1111

●生物利用率。生物利用率是选择钙制剂应考虑的重要参数，由钙制剂的钙含量和吸收率所决定。常用钙制剂的生物利用率见表 14。

表 14　常用钙制剂的生物利用率

钙制剂名称	钙含量（%）	吸收率（%）	生物利用率（%）
碳酸钙	40.0	26.1	10.44
磷酸三钙	38.7	25.2	9.75
醋酸钙	22.7	32.0	7.26
乳酸钙	13.0	32.0	4.16
葡萄糖酸钙	9.1	34.3	3.12

●剂型。促进身高生长速度为导向的钙剂补充通常需要持续较长时间，应选择儿童方便服用、口感易被儿童接受、较大年龄儿童愿意主动服用的钙制剂剂型。

●安全性。铅含量是选择儿童钙制剂应首先考虑的安全因素，以选择铅含量符合安全要求且含量趋近于零的儿童钙制剂为佳。

摄入过多的蔗糖对儿童健康不利，选择儿童钙制剂应考虑不添加或少添加蔗糖的制剂。

6. 影响钙吸收的因素

●维生素 D。维生素 D 水平可明显影响钙的吸收。在缺乏维生素 D 的状况下，膳食钙的吸收率通常小于 10%。

●钙营养水平。当儿童钙营养良好时，摄入钙的吸收率较低。当儿童钙营养不良时，摄入钙的吸收率较高。

●饮食。富含蛋白质的食物、富含维生素 D 的食物、富含乳糖的母乳等食物，可促进膳食钙的吸收。

合理的钙磷比例（钙略高于磷），有利于膳食钙的吸收。

高脂食物、高膳食纤维食物、碱性过高的食物、富含草酸或植酸的食物，可阻碍膳食钙的吸收。

●疾病。肠道疾病、肾脏疾病、代谢性疾病等疾病，可阻碍膳食钙的吸收。

●运动。适宜的抗阻力运动，如跳绳、踢毽子、蹦跳等，有助于钙自血液进入骨骼沉积。

第十四节

延缓骨龄发育速度的体重控制方法

1. 适用范围

●需缩小骨龄和年龄差值的儿童。当前身高水平低于期望身高且骨龄大于年龄的儿童，需延缓骨龄提高实现期望身高的可能性。

●需延缓骨龄发育速度的儿童。目标骨龄身高生长速度确定的骨龄发育速度小于每年 1 岁的儿童，需延缓骨龄，提高实现目标骨龄身高生长速度的可能性。

2. 通过体形变化延缓骨龄

●粗壮体形至匀称体形。粗壮体形的儿童，骨龄大于年龄的可能性较大。可通过改变粗壮体形至匀称体形，达到延缓骨龄的目的。

●匀称体形至苗条体形。匀称体形的儿童，骨龄等于年龄的可能性较大。可通过改变匀称体形至苗条体形，达到延缓骨龄的目的。

●保持苗条体形。苗条体形的儿童，骨龄小于年龄的可能性较大。可通过保持苗条体形，达到控制骨龄发育速度的目的。

3. 通过控制体重增长速度延缓骨龄

●控制体重绝对增长值。3 岁以下儿童，以每 2 个月为评价周期，始终控制体重增长速度为各年龄段平均体重增长速度的 90% 以下，具有延缓骨龄发育速度的作用。评价方法示例：3 岁女童，过去半年，每月体重增长值均为 0.1 千克，女童 2.5 ~ 3 岁，平均体重增长值为 1.05 千克，该女童过去半年体重增长值为平均增长值的 57%（$0.1 \times 6 \div 1.05 \times 100\% = 57\%$），在 90% 以下。

3 岁及以上儿童，以每 3 个月为评价周期，控制体重增长值 3 个月小于 0.3 千克，具有延缓骨龄的作用。

● 控制体重相对增长值。3 岁以下儿童，以每 3 个月为评价周期，始终控制体重增长速度低于身高增长速度 10% 以下，具有延缓骨龄的作用。评价方法示例：3 岁女童，过去半年身高生长速度为平均速度的 100%，体重生长速度为平均速度的 85%，该女童近半年体重增长速度低于身高增长速度 15%（$100\% - 85\% = 15\%$），体重增长速度低于身高增长速度 10% 以下。

3 岁及以上儿童，以每 6 个月为评价周期，控制体重增长速度低于身高增长速度的 20% 以下，具有延缓骨龄的作用。评价方法示例：5 岁女童，近半年身高生长速度为平均速度的 110%，体重生长速度为平均速度的 85%，该女童近半年体重增长速度低于身高增长速度 25%（$110\% - 85\% = 25\%$），体重增长速度低于身高增长速度 20% 以下。

青春期儿童，身高每增长 1 厘米，控制体重增长值低于 0.3 千克以下，具有延缓骨龄的作用。

4. 通过控制体脂比例延缓骨龄

● 控制体脂比例为 15% 以下，具有延缓骨龄发育速度每年小于等于 1 岁的作用。

● 控制体脂比例为 12% 以下，具有延缓骨龄发育速度每年小于等于 0.8 岁的作用。

5. 个体差异

由于儿童体成分的个体差异、体内芳香化酶水平的个体差异、雌激素分泌的个体差异、雌激素受体功能的个体差异等因素，上述体重控制延缓骨龄发育速度的结果也可呈现明显的个体差异。

第十五节

延缓骨龄发育速度的饮食调整方法

1. 适用人群

●需缩小骨龄和年龄差值的儿童。当前身高水平低于期望身高且骨龄大于年龄的儿童，需延缓骨龄，提高实现期望身高的可能性。

●需延缓骨龄发育速度的儿童。目标骨龄身高生长速度确定的骨龄发育速度小于每年1岁的儿童，需延缓骨龄，提高实现目标骨龄身高生长速度的可能性。

2. 慎用大豆类食品

部分儿童过多食用大豆制品，可导致骨龄发育速度加快。需延缓骨龄的儿童，食用大豆类食物应谨慎。

3. 减少糖类食物的摄入量

甜食、含糖饮料、糖果等热量较高的糖类食物，易导致儿童体重增加和骨龄加速发育。需延缓骨龄的儿童，应少食糖类食物。

4. 慎用生长期较短的食物

部分儿童过多食用鳝鱼、肉鸡等生长期较短的食物，可导致骨龄发育速度加快。需延缓骨龄的儿童，应适当少食生长期较短的食物。

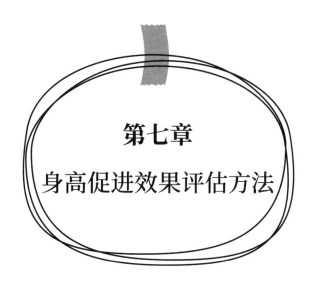

第七章

身高促进效果评估方法

第一节

儿童青春期前身高生长水平干预效果评价方法

1. 青春期界定

● 以男童骨龄 11.5 岁、女童骨龄 9.5 岁为进入青春期的骨龄。男童骨龄小于 11.5 岁、女童骨龄小于 9.5 岁，界定为青春期前儿童。

● 如无骨龄评价结果，以男童出现睾丸增大、女童出现乳核等性征为进入青春期的标志。男童未出现睾丸增大、女童未出现乳核，界定为青春期前儿童。

2. 评价指标

● 儿童年龄的身高百分位数水平。

● 儿童年龄的身高百分位数水平对应的成年身高和平均遗传身高的差值。

● 儿童年龄的身高百分位数水平对应的成年身高和期望身高的差值。

3. 评价周期

干预后一年及以上为评价周期。

4. 干预有效

● 身高水平。干预前后相比，儿童年龄的身高百分位数水平增加 1 个及以上主百分位数区间。

示例：3 岁男童，干预前身高 92 厘米，位于第 10 百分位数。干预两年后，该男童身高 108.5 厘米，位于第 25 百分位数。该男童干预前后身高水平增加了 1 个主百分位数区间（正常身高范围自低至高共 7 个主百分位数水平，分别为第 3 百分位数、第 10 百分位数、第 25 百分位数、第 50 百分位数、第 75 百分位数、第 90 百分位数、第 97 百分位数）。

● 和遗传身高的差距。干预前后相比，儿童年龄的身高百分位数水平对应的成年身高和平均遗传身高的差值，在平均遗传身高水平以下的差值减少 2 厘米及以上，或在平均遗传身高水平以上的差值增加 2 厘米及以上。

示例：3岁男童，干预前身高92厘米，位于第10百分位数，该百分位数对应的成年身高为164.9厘米。该男童平均遗传身高为171.9厘米，差值为–7厘米（164.9–171.9=–7）。干预两年后，该男童身高108.5厘米，位于第25百分位数，该百分位数对应的成年身高为168.6厘米，和平均遗传身高的差值为–3.3厘米（168.6–171.9=–3.3）。干预两年前后，该男童身高水平对应的成年身高和平均遗传身高的差距在平均遗传身高水平以下减少了3.7厘米（7–3.3=3.7）。

● 和期望身高的差距。干预前后相比，儿童年龄的身高百分位数水平对应的成年身高和期望身高差值的绝对值减少2厘米及以上。

示例：3岁男童，干预前身高92厘米，位于第10百分位数，该百分位数对应的成年身高为164.9厘米。该男童监护人对该男童的期望身高为175厘米，差值为10.1厘米（175–164.9=10.1）。干预两年后，该男童身高108.5厘米，位于第25百分位数，该百分位数对应的成年身高为168.6厘米，期望身高仍然为175厘米，二者差值为6.4厘米（175–168.6=6.4）。干预两年前后，该男童身高水平对应的成年身高和期望身高的差距减少了3.7厘米（10.1–6.4=3.7）。

5. 干预无效

● 身高水平。干预前后相比，儿童年龄的身高百分位数水平始终在第10百分位数及以下，或在第10百分位数以上减少1个及以上主百分位数区间。

示例：3岁女童，干预前身高93.1厘米，位于第25百分位数。干预两年后，该女童身高105厘米，位于第10百分位数。该女童干预前后身高水平减少了1个主百分位数区间。

● 和遗传身高的差距。干预前后相比，儿童年龄的身高百分位数水平对应的成年身高和平均遗传身高的差值，在平均遗传身高水平以下的差值增加2厘米及以上，在平均遗传身高水平以上的差值减少2厘米及以上。

示例：3岁女童，干预前身高93.1厘米，位于第25百分位数，该百分位数对应的成年身高为157厘米。该女童平均遗传身高为160厘米，差值为–3厘米。干预两年后，该女童身高105厘米，位于第10百分位数，该百分位数对应的成年身高为 153.7 厘米，和平均遗传身高的差值为 –6.3 厘米。干预两年前后，该女童身高水平对应的成年身高和平均遗传身高的差距在平均遗传身高水平以下增加了 3.3 厘米。

● 和期望身高的差距。干预前后相比，儿童年龄的身高百分位数水平对应的成年身高和期望身高差值的绝对值增加 2 厘米及以上。

示例：3 岁女童，干预前身高 93.1 厘米，位于第 25 百分位数，该百分位数对应的成年身高为 157 厘米。该女童监护人对该女童的期望身高为 164 厘米，差值为 7 厘米。干预两年后，该女童身高 105 厘米，位于第 10 百分位数，该百分位数对应的成年身高为 153.7 厘米，期望身高仍然为 164 厘米，二者差值为 10.3 厘米。干预两年前后，该女童身高水平对应的成年身高和期望身高的差距增加了 3.3 厘米。

6. 影响干预效果的因素

● 年龄。以儿童年龄的身高水平评价身高促进干预效果，对 3 岁以下儿童较为适宜。由于骨龄和年龄的差距，3 岁以上儿童以年龄的身高评价身高水平，可出现一定偏差，这一评价指标的评价结果仅供参考。

● 骨龄。对于年龄大于骨龄的儿童，评价结果将低于儿童真实的身高水平。对于年龄小于骨龄的儿童，评价结果将高于儿童真实的身高水平。有骨龄评价结果时，应以骨龄的身高水平为评价身高水平的最客观指标。

● 生长变化。儿童生长发育过程可根据环境的变化而变化。当次身高生长水平评估为干预有效时，未来有可能因为环境因素不利而出现干预无效的结果。身高水平的效果评估，需要长期定期进行。

● 干预持续时间。干预持续时间可影响干预效果。儿童接受干预时间越长，干预效果越易于显现。

第二节

儿童青春期前身高生长速度干预效果评价方法

1. 评价指标

儿童身高生长速度。

2. 评价周期

干预后 3 个月及以上为评价周期。

3. 干预有效

● 和平均生长速度相比。干预前后相比，儿童身高生长速度达到或维持该年龄平均身高生长速度及以上。

● 干预前后速度相比。干预前后相比，儿童身高生长速度增加 10% 以上。

效果评价示例：5 岁女童，干预前半年身高增长 2.2 厘米，为该年龄段儿童身高生长平均速度的 73%。干预半年后，身高增长 3.2 厘米，为该年龄段儿童身高生长平均速度的 106%。干预后该儿童身高生长速度增加 33%（106%–73%=33%）。

4. 干预无效

● 生长速度持续异常。干预后，儿童身高生长速度仍然维持干预前的低于正常状态。

示例：5 岁男童，干预前半年身高生长速度为 2 厘米，低于 2.5 厘米的正常范围最低值。干预半年后，身高生长速度为 2.2 厘米，仍然低于正常范围最低值。

● 干预前后生长速度相比。干预前后相比，儿童身高生长速度减少 10% 以上。

示例：5 岁男童，干预前半年身高生长速度为 2.8 厘米，为该年龄段儿童身高生长平均速度的 93%。干预半年后，身高增长 2.4 厘米，为该年龄段儿童身高生长平均速度的 80%。干预后该儿童身高生长速度减少 13%（93%–80%=13%）。

5. 评价结果的意义

● 价值级别。儿童身高促进干预效果各评价指标中，身高生长速度的价值级别高于生长水平，但低于骨龄身高水平的价值级别。

● 综合评价。当身高促进干预后，儿童身高生长速度评价结果为无效时，若骨龄延缓适宜，仍可达到目标骨龄身高生长速度，进而提高实现期望身高的可能性。

第三节

儿童青春期前骨龄身高水平效果评价方法

1. 评价指标
● 儿童骨龄的身高百分位数水平。
● 儿童骨龄的身高百分位数水平对应的成年身高和期望身高的差值。

2. 评价周期
干预后一年及以上为评价周期。

3. 干预有效
● 骨龄身高水平。干预前后相比，儿童骨龄的身高百分位数水平增加1个及以上主百分位数区间。

示例：5岁男童，干预前骨龄5.5岁，身高112厘米，骨龄身高位于第25百分位数。干预两年后，该男童骨龄6.7岁，身高124厘米，骨龄身高位于第50百分位数。该男童干预前后骨龄身高水平增加了1个主百分位数区间。

● 和期望身高的差距。干预前后相比，儿童骨龄的身高百分位数水平对应的成年身高和期望身高差值的绝对值缩小2厘米及以上。

示例：5岁男童，干预前骨龄5.5岁，身高112厘米，骨龄身高位于第25百分位数，该百分位数对应的成年身高为167.9厘米。该男童监护人对该男童的期望身高为175厘米，差值为7.1厘米。干预两年后，该男童骨龄6.7岁，身高124厘米，位于第50百分位数，该百分位数对应的成年身高为171.9厘米，期望身高仍然为175厘米，二者差值为3.1厘米。干预两年前后，该男童骨龄身高水平对应的成年身高和期望身高的差距缩小了4厘米（7.1-3.1=4）。

4. 干预无效
● 骨龄身高水平。干预前后相比，儿童骨龄的身高百分位数水平始终在第10百分位数及以下，或在第10百分位数以上减少1个及以上主百分位数区间。

示例：5 岁女童，干预前骨龄 5 岁，身高 110 厘米，骨龄身高位于第 50 百分位数。干预两年后，该女童骨龄 7.7 岁，身高 123 厘米，骨龄身高位于第 25 百分位数。该女童干预前后骨龄身高水平减少了 1 个主百分位数区间。

● 和期望身高的差距。干预前后相比，儿童骨龄的身高百分位数水平对应的成年身高和期望身高差值的绝对值增加 2 厘米及以上。

示例：5 岁女童，干预前骨龄 5 岁，身高 110 厘米，骨龄身高位于第 50 百分位数，该百分位数对应的成年身高为 158.3 厘米。该女童监护人对该女童的期望身高为 164 厘米，差值为 5.7 厘米。干预两年后，该女童骨龄 7.7 岁，身高 123 厘米，骨龄身高位于第 25 百分位数，该百分位数对应的成年身高为 154.3 厘米，期望身高仍然为 164 厘米，二者差值为 9.7 厘米。干预两年前后，该女童骨龄身高水平对应的成年身高和期望身高的差距增加了 4 厘米（5.7–9.7=–4）。

5. 评价结果的意义

儿童身高促进干预效果各评价指标中，骨龄身高水平的价值级别最高。

第四节

儿童青春期前骨龄身高生长速度干预效果评价方法

1. 评价指标

儿童骨龄身高生长速度。

2. 评价周期

干预后一年及以上为评价周期。

3. 干预有效

● 和目标值相比。干预后，儿童骨龄身高生长速度达到或超过生长设计的目标骨龄身高生长速度。

● 和平均生长速度相比。干预后，3 岁以上儿童骨龄身高生长速度达到每岁骨龄 6 厘米及以上。

4. 干预无效

干预后，儿童骨龄身高生长速度低于目标骨龄身高生长速度每岁骨龄2厘米以上。

5. 评价结果的意义

● 价值级别。儿童身高促进干预效果各评价指标中，骨龄身高生长速度的价值级别高于身高生长速度，但低于骨龄身高水平的价值级别。

● 综合评价。当身高促进干预后，儿童骨龄身高生长速度评价结果为无效时，应具体分析是生长速度缓慢还是骨龄发育过速，或二者同时存在，以便调整干预方案。

第五节

儿童青春期骨龄发育速度干预效果评价方法

1. 青春期界定

以男童骨龄 11.5 岁、女童骨龄 9.5 岁为进入青春期的骨龄。

2. 评价指标

儿童骨龄评价结果。

3. 评价周期

干预后半年及以上为评价周期。

4. 干预有效

干预前后，骨龄发育速度小于评价周期 0.2 岁 / 年及以上。即干预周期内，每年骨龄比年龄少增加 0.2 岁及以下。干预周期不足一年时，需进行换算。

示例：女童 10 岁，骨龄 10.2 岁。身高促进干预一年后，骨龄 10.9 岁。干预周期一年，骨龄增长 0.7 岁，干预周期内，骨龄发育速度比年龄少增加 0.3 岁 / 年（1–0.7=0.3）。

5. 干预无效

干预前后，骨龄发育速度大于评价周期 0.2 岁 / 年及以上。即干预周期内，每年骨龄比年龄多增加 0.2 岁及以上。干预周期不足一年时，需进行换算。

示例：女童 10 岁，骨龄 10.2 岁。身高促进干预一年后，骨龄 11.5 岁。干预周期一年，骨龄增长 1.3 岁，干预周期内，骨龄发育速度比年龄多增加 0.3 岁 / 年（1–1.3=–0.3）。

6. 评价结果的意义

身高促进的效果包括身高生长速度和骨龄发育速度，最终以达到和期望身高相一致的骨龄身高水平为目标。本评价仅为骨龄发育速度的一方面，应结合身高生长速度，综合评价干预效果。

第六节

儿童青春期身高生长潜能干预效果评价方法

1. 成年身高骨龄界定

以男童骨龄 16 岁、女童骨龄 14 岁为身高基本停止生长的骨龄。

2. 评价指标

● 儿童骨龄身高百分位数。

● 儿童骨龄身高百分位数对应的成年身高。

● 儿童当前骨龄的平均身高潜能。

3. 评价周期

干预后半年及以上为评价周期。

4. 干预有效

干预前后，儿童骨龄身高的平均潜能和期望身高的差值减少 2 厘米及以上。

示例：12 岁男童，骨龄 12 岁，身高 151 厘米，期望身高 176 厘米。当前骨龄至骨龄 16 岁的平均身高生长潜能为 20 厘米，当前身高加平均身高潜能，与期望身高的差距为 5 厘米。干预一年后，骨龄 12.7 岁，身高 159 厘米，期望身高 176 厘米。当前骨龄至骨龄 16 岁的平均身高生长潜能为 15 厘米，当前身高加平均身高潜能，与期望身高的差距为 2 厘米。干预后该儿童骨龄身高的平均潜能和期望身高的差值减少了 3 厘米（5–

2=3）。

5. 干预无效

干预前后，儿童骨龄身高的平均潜能和期望身高的差值增加 2 厘米及以上。

示例：12 岁男童，骨龄 12 岁，身高 151 厘米，期望身高 176 厘米。当前骨龄至骨龄 16 岁的平均身高生长潜能为 20 厘米，当前身高加平均身高潜能，与期望身高的差距为 5 厘米。干预一年后，骨龄 13.3 岁，身高 158 厘米，期望身高 176 厘米。当前骨龄至骨龄 16 岁的平均身高生长潜能为 10 厘米，当前身高加平均身高潜能，与期望身高的差距为 8 厘米。干预后该儿童骨龄身高的平均潜能和期望身高的差值增加了 3 厘米（5-8=-3）。

第七节

儿童骨密度干预效果评价方法

1. 骨密度的检测

本书涉及的儿童骨密度水平，以 Z 值或百分位数表示，检测方法包括能精准和客观地反映儿童骨矿物含量和钙营养状况的所有方法。检测间隔至少 3 个月以上，一般为 6 ~ 12 个月。

2. 评价周期

3 岁以下儿童，干预后半年为评价周期。3 岁及以上儿童，干预后一年为评价周期。

3. 干预有效

●异常转为正常。干预前，骨密度检测值小于第 3 百分位数，或 Z 值小于 -2。干预后，骨密度检测值大于等于第 3 百分位数，或 Z 值大于等于 -2。

●正常范围内水平提高。干预前，骨密度检测值大于等于第 3 百分位数、小于第 50 百分位数，或 Z 值大于等于 -2、小于 0。干预后，骨密度检测值增加 10 个百分位数及以上，或 Z 值增加 0.5 及以上。

● 达到或维持平均及以上水平。干预后，骨密度检测值大于等于第 50 百分位数，或 Z 值大于等于 0。

4. 干预无效

●持续异常。干预后，骨密度检测值小于第 3 百分位数，或 Z 值小于 -2。

●水平下降。干预后，骨密度检测值减少 10 个百分位数及以上，或 Z 值减少 0.5 及以上。

第八节

儿童体脂含量干预效果评价方法

1. 体成分检测

本书涉及的体脂含量检测结果，为能客观反映儿童身体脂肪含量的精准测量值，以百分数表示。

2. 评价周期

干预后 3 个月及以上为评价周期。

3. 干预有效

●体脂含量未增加。适用于干预前体脂含量为 10% ~ 15% 的儿童。干预后，儿童体脂含量增加值在 2% 以内。

●体脂含量减少。干预前，儿童体脂含量大于 15%。干预后，儿童体脂含量减少 2% 及以上。

●体脂含量维持低水平。干预后，儿童体脂含量始终小于 15%。

4. 干预无效

●体脂含量持续高水平。干预后，儿童体脂含量持续大于 20%。

●体脂含量增加。干预前，儿童体脂含量大于 15%。干预后，儿童体脂含量增加 2% 及以上。

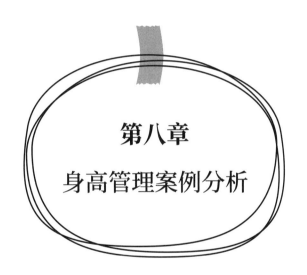

第八章

身高管理案例分析

本书案例均为真实案例，包括首诊和复诊案例，均采用本书的身高管理方法进行分析。部分案例管理时间较长，跨越 2～3 个儿童期，因此下列案例归类时，在儿童分期上有所重叠。下列案例涉及的骨龄，均采用《中华 05 骨龄评价标准》进行评价。

第一节

婴幼儿身高管理案例

婴幼儿身高管理要点

●婴幼儿阶段一般无法进行骨龄评价，只能采用年龄的身高评价身高水平。

●这一阶段身高管理的重点为调控身高和体重生长速度，每月固定时间晨起准确测量儿童身长和体重。当身高生长速度达到或超过平均值时，维持既往生活方式即可。当身高生长速度低于平均值时，可采用 1＋3 号方案干预；当体重增长速度超过平均值或超过身高生长速度时，可采用 2 号方案干预；具体干预方法，可参照本书相关内容。

●婴幼儿阶段的身高生长主要通过营养调控，过敏、维生素 D 缺乏、钙营养不良、蛋白质营养不良是影响婴幼儿身高生长的主要健康问题。

●婴幼儿身高管理的目标为，至 3 岁进行骨龄评价时，使骨龄不超过年龄，使骨龄身高水平达到期望身高水平。

1. 婴儿身高管理案例

[案例 1]

基本情况

北京女童，出生时身长 49 厘米，体重 2970 克。遗传身高 160 厘米，期望身高 165 厘米。

分析和评价

身长第 50 百分位数，对应的成年身高 160 厘米，和期望身高差距 5 厘米。体重第 25 百分位数。

管理方案

采用 1+3 号方案，其中，每天营养素补充量为，维生素 A1500 国际单位，维生素 D500 国际单位。纯母乳喂养。

效果评估

2 月龄时：

身长 59.3 厘米，第 75 百分位数至第 90 百分位数，对应的成年身高 164 ~ 167 厘米；遗传身高第 50 百分位数，当前身高超过遗传身高；0 ~ 2 月龄期间，身长增长 10.3 厘米，为平均速度的 133.7%；体重 5.5 千克，增长 2.53 千克，为平均速度的 126.5%。

身长水平和期望身高一致，身长增长速度超过平均值，体重增长速度低于身高增长速度。达到了期望目标。继续原有管理方案。

6 月龄时：

身长 68.5 厘米，第 75 百分位数，对应的成年身高 164 厘米；2 ~ 6 月龄，身长增长 9.2 厘米，为平均速度的 97.8%；体重 8.2 千克，增长 2.7 千克，为平均增长值的 105.4%。

身长增长速度未达到平均值，低于期望身高水平；体重增长速度超过平均值，高于身长增长速度。体重增长速度过快，不利于身高增长和期望身高的实现。

管理方案调整：减少夜间哺乳次数，避免午夜时段哺乳，最佳为夜间不哺乳。每日添加辅食中，米粉减少原有量的 20%，水果减少原有量的 50%。营养素补充量调整为，维生素 A2000 国际单位，维生素 D700 国际单位。

12 月龄时：

身长 77.4 厘米，第 75 百分位数至第 90 百分位数，对应的成年身高 164 ~ 167 厘米；近半年身长增长 8.9 厘米，为平均增长值的 108.5%；体重 9.8 千克，增长 1.6 千克，为平均增长值的 98%。

身长水平和期望身高一致，身长增长速度超过平均值，体重增长速度低于身高增长速度。达到了期望目标。

后续管理方案
继续采用 1+3 号方案，每月监测身长和体重，3 个月后根据评价结果调整管理方案。

[案例2]

基本情况
上海男童，遗传身高172厘米，期望身高180厘米。出生时，身长54厘米，体重3.86千克。

分析和评价
身长第 97 百分位数，体重第 90 百分位数。身长对应的成年身高 183 厘米，超过期望身高。

管理方案
纯母乳喂养。常规保健。

效果评估
6 月龄时：

身长 70.5 厘米，第 75 百分位数，对应的成年身高 176 厘米，和期望身高差距 4 厘米。遗传身高第 50 百分位数，当前身高超过遗传身高水平；近 6 个月身长增长 16.5 厘米，为平均增长值的 91%。体重 9.1 千克，第 75 百分位数，增长 5.24 千克，为平均增长值的 103%。身长增长速度低于平均值，体重增长速度高于平均值，这将不利于实现期望身高。

管理方案
采用 1+2+3 号方案干预。

效果评估

12月龄时，身长78.8厘米，第75百分位数，对应的成年身高176厘米，和期望身高差距4厘米。身长增长8.3厘米，为平均增长值的102%。体重10.7千克，第50百分位数，增长1.6千克，为平均增长值的97.5%。身长增长速度超过平均值，体重增长速度低于平均值，但体重增速未低于身长增速的10%，这将对实现期望身高不利。

管理方案

采用1+2+3号方案干预，可适当增加营养素的补充量，适当减少糖类食物的进食量，增加身体活动量。

效果评估

18月龄时，身高85.5厘米，第75百分位数至第90百分位数，对应的成年身高176～180厘米。身长增长6.7厘米，为平均增长值的108%。体重11.6千克，第50百分位数，体重增长0.9千克，为平均增长值的72.5%。属于有利于实现期望身高的生长状态。

管理方案

继续采用1+2+3号方案。每月监测身高和体重。至2岁时，努力使身高增长值达到每月1厘米，同时控制体重增长速度低于每月0.2千克。

3～6个月后根据身高和体重监测值调整干预方案。

[案例3]

基本情况

广西女孩，9个月，身长68.2厘米，体重7.6千克。出生身长49厘米，体重3千克，足月顺产。遗传身高161厘米，期望身高165厘米。

喂养情况：每天配方奶500毫升；每周2～3个蛋；每周1～2次肉，每次约20克；每天2～3次米粉，每次3～4勺；每天半份苹果泥，半根香蕉，自制果汁

100 毫升；每天菜泥约 30 克。每周补充 1 次维生素 AD，含维生素 A1500 国际单位、维生素 D500 国际单位；每天补充钙剂 50 毫克。

生长情况：6～9 月龄，身长增长 3 厘米，体重增长 0.2 千克。

血常规检测结果：血红蛋白 98 克 / 升，平均红细胞体积 75 飞升。

分析和评价

生长评价：身长第 10 百分位数，对应的成年身高 154 厘米；遗传身高第 50 百分位数，当前身长低于遗传水平；近 3 个月身长增长速度为平均速度的 71%，体重增长速度为平均速度的 22%。身长和体重生长速度为生长偏离状态。婴儿阶段，营养是影响生长的重要因素，可以首先进行营养干预。

喂养评价：肉、蛋喂养量不足，奶量不足；维生素 AD 补充不足；铁摄入不足。

血常规分析：血红蛋白低于正常，为贫血状态，平均红细胞体积低于正常，考虑小细胞低色素性贫血。结合喂养史，可试用补充铁剂的方法。

营养干预方案

不喝果汁，不吃水果；每天肉 30～40 克、蛋 1 个、配方奶 600 毫升、软饭 40 克、菜 50 克；每周 3 次动物肝脏或动物血，每次 50 克。进食顺序：奶、蛋、肉、主食、菜。

补充铁剂：每天 2 毫克 / 千克，2 周后复查血常规，观察网织红细胞上升情况和血红蛋白改善情况，若无改善，转诊。4 周后复查血常规，若血红蛋白无上升，转诊。若改善，继续服用铁剂 2 个月，复查血常规。

补充其他营养素：每天补充维生素 A2000 国际单位、维生素 D700 国际单位、钙剂 300 毫克、锌制剂 4 毫克。

3 个月后复诊效果评估

生长情况：身长增长 4.5 厘米，为平均增长值的 112%，体重增长 0.5 千克，为平均增长值的 71%。生长状况良好。

血常规复查结果：血红蛋白 118 克 / 升，平均红细胞体积 83 飞升。贫血得以纠正。

后续管理方案

采用 1+3 号方案，停用锌制剂，其余营养素补充依旧。每月监测身长和体重，根据监测结果调整管理方案。

2. 幼儿身高管理案例

[案例 4]

基本情况

香港女孩，出生体重 3.2 千克，出生身长 50 厘米。遗传身高 161 厘米，期望身高 168 厘米。1.5 岁，身高 84.1 厘米，体重 10.3 千克。

分析和评价

身高第 75 百分位数至第 90 百分位数，对应的成年身高 164 ~ 167 厘米，和期望身高差距 2 ~ 3 厘米；遗传身高第 50 百分位数，当前身高高于遗传身高，说明环境对儿童身高有促进作用；体重第 50 百分位数，苗条体形，为有利于身高生长的体形。出生至初诊时，身高增长 34.1 厘米，为平均速度的 107%；体重增长 7.1 千克，为平均速度的 95%。

管理内容

每月监测身高和体重。未来半年目标增长值：身高增长值每月努力达到 1 厘米，同时控制体重增长值每月低于 0.2 千克。

继续当前的保健内容。

效果评估

2 岁时，身高 91.6 厘米，体重 12.7 千克。骨密度第 52 百分位数。身高增长 7.5 厘米，为平均增长值的 131%。体重增长 2.4 千克，为平均增长值（1.27 千克）的 189%。身高增长速度很好，但体重增长过快。

管理方案

采用 2 号方案。适当减少水果的进食量，需要适当控制体重的增长速度。体重控制目标：比身高增长速度低 10% 及以下，或低于平均增长值。

未来半年目标增长值：身高增长值每月努力达到 1 厘米，同时控制体重增长值每月低于 0.2 千克。

其余管理内容同初诊时。3 个月后根据身高和体重监测结果调整管理方案。

[案例 5]

基本情况

北京男孩，2 岁，足月出生，出生身长 50 厘米，体重 3 千克。当前身高 91.2 厘米，体重 13.5 千克。期望身高 175 厘米，遗传身高 172 厘米。

分析和评价

当前身高第 75 百分位数，对应的成年身高 176 厘米，和期望身高一致；遗传身高第 50 百分位数，当前身高高于遗传身高；出生至今身高增长 41.2 厘米，为平均速度的 108%；体重第 75 百分位数，出生两年增长 10.5 千克，为平均速度的 113.8%；体重增长速度高于身长增长速度，对身高生长不利。

管理方案

采用 1+2+3 号干预方案进行管理。和期望身高相符的未来半年的生长速度为，身高至少达到 4.9 厘米，体重控制在 1.1 千克以内，每月监测身高和体重，身高月增速应至少达到 0.8 厘米，体重月增速不超过 0.2 千克。

3 个月后复诊，根据身高体重监测结果调整管理方案。如果能达到这一目标速度，则继续当前保健内容，做好身高和体重的月监测。

[案例6]

基本情况

山西女孩，2周岁，身高93厘米，体重15千克；遗传身高164.5厘米，期望身高165厘米；出生身长50厘米，体重3.9千克。骨龄3岁。食欲佳，睡眠好。

生长水平评估

身高第90百分位数，对应的成年身高170厘米，高出期望身高5厘米。遗传身高第75百分位数，当前身高大于遗传身高2个主百分位数区间，提示有骨龄早长的风险。体重大于第97百分位数，粗壮体形，提示有骨龄早长的风险。

骨龄3岁，提前年龄1岁，骨龄早长，骨龄身高第10百分位数，对应的成年身高150厘米，和期望身高差距15厘米。

生长速度评估

出生身长50厘米，生后两年时间，身高增长43厘米，高于平均身高增长值（37.5厘米，平均每年增长18.75厘米）。按照简单非常态估算，该女童生后两年，平均每年身高增长21.5厘米，而同样计算的平均参考标准为18.75厘米。按年龄计算，该女童生后两年中，平均每年身高增长值比平均值高2.75厘米。

但是，使用年龄身高标准评价儿童身高时，应该基于两个假设：一是儿童年龄和骨龄完全一致；二是儿童一年时间骨龄发育速度为1岁。这个足月出生的女童，出生时骨龄为0岁，两年时间长了3岁的骨龄，两年时间长了43厘米身高，骨龄身高平均生长速度只有43÷3=14.3（厘米/岁骨龄），比参考标准的平均值低18.75-14=4.75（厘米）。

骨龄超速发育的原因分析：该女童出生体重3.9千克，两年时间，体重增长11.1千克，比参考标准的平均增长值高11.1-8.7=2.4（千克），为平均速度的127.6%。考虑该粗壮体形的婴幼儿运动能力和运动量有限，且婴儿期为脂肪细胞积聚的高峰期，推测该女童体脂比例较高，对骨龄发育的促进作用较大。

管理方案

采用 1+2+3 号方案。每周监测体重、每月监测身高，控制体重增长低于平均值，未来半年，体重增长速度控制在每月 0.2 千克及以下。

保障长高食物，每天摄入奶 500 毫升（避免糖分较高的酸奶）、蛋 1 个、肉 50 克，以畜肉类为主，减少豆制品、水产品的摄入量。控制长胖食物，减少水果、甜食、主食的摄入量。

补充营养素：每天补充维生素 A2000 国际单位、维生素 D700 国际单位、钙剂 150 毫克。

3 个月后根据身高和体重监测值调整管理方案。

[案例 7]

基本情况

南京女童，2.5 岁，身高 94.5 厘米，体重 14 千克，遗传身高 160 厘米，期望身高 168 厘米。不爱运动，不爱喝奶，每天勉强喝到 300 毫升左右，每天吃肉 50 克，每天吃蛋 1 个，主粮吃得不多。维生素 D 和维生素 AD 交叉每日 1 粒（社区医院交代），未补充钙片。大便每 2 ~ 3 天 1 次，硬结，排便困难。

家长的问题：应该制订怎样的营养饮食方案？要补钙和维生素 AD 吗？

解答：根据期望身高进行身高管理。

分析和评价

当前身高第 50 百分位数至第 75 百分位数，对应的成年身高 160 ~ 164 厘米，和期望身高差值 4 ~ 8 厘米，实现期望身高难度较大。遗传身高第 50 百分位数，当前身高超过遗传身高水平。期望身高超出遗传身高 8 厘米，实现期望身高难度很大。体重第 75 百分位数，匀称体形，体重没有助力身高生长。

现状分析

当前身高水平超过遗传身高水平，说明过去身高生长速度佳，身高潜能发挥良好，也提示年龄的身高水平难以进一步提高。当前体形为匀称型，估计骨龄和年龄一致的可能性较大。若按照2.5岁的骨龄，身高水平为第25百分位数至第50百分位数，对应的成年身高为154～158厘米，和期望身高差距10厘米以上，难度极大。这个案例中家长的期望身高较高，该儿童骨龄无优势。

管理方案

每月1次（间隔30天）监测身高和体重，每次晨起测量。未来半年至3岁目标生长值：身高每月大于等于0.6厘米，体重每月小于等于0.17千克（或每3个月小于等于0.5千克）。

3个月后复诊

身高和体重增长值达到目标值，继续居家做体格生长监测，至3岁时就诊拍手骨片评价骨龄。

若身高增长值低于目标值，根据骨密度和维生素D检测值采用1+3号方案。

慎重补钙，以免加重便秘。

若体重增长值高于目标值，采用2号方案。

若有体成分检测值，可作为延缓骨龄的重要参考依据，可以每3个月监测1次。

第二节

学龄前儿童身高管理案例

学龄前儿童身高管理要点

● 每月监测身高和体重，每年监测骨龄。

● 进行生长设计，获得管理目标，评价管理效果。

● 加强营养素补充。

● 平衡托幼机构膳食和家庭饮食。

● 加强身体活动，发挥集体运动优势。

● 及时识别和干预生长偏离，尽早诊治影响身高的疾病。

1. 身高保健管理案例

[案例 8]

基本情况

山东男童，4.8 岁，期望身高 175 厘米，遗传身高 170 厘米。当前身高 105 厘米，体重 16 千克，骨龄 4.2 岁。当地医生指导，每天补充钙剂 300 毫克，每天补充维生素 A2000 国际单位、维生素 D700 国际单位，每天补充锌制剂 3 毫克。每天摄入奶 500 毫升、蛋 1 个，该儿童不喜爱吃肉。

管理 9 个月后，身高 109.2 厘米，体重 18 千克，骨龄 4.7 岁。

当地医生困惑上述管理是否得当？

分析和评价

根据期望身高和初诊数据进行生长设计

当前身高和期望身高的差距 175-105=70（厘米）；假设青春期平均生长潜能为 23 厘米，则青春期前需增长的身高为 70-23=47（厘米）；青春期以骨龄 11.5 岁为界值点，之前剩余骨龄为 11.5-4.2=7.3（岁）；青春期前目标骨龄身高生长速度为 47÷7.3=6.4（厘米／岁骨龄）。

效果评估

管理 9 个月后，身高增长值为 109.2-105=4.2（厘米）；骨龄增长值为 4.7-4.2=0.5（岁）；其间骨龄身高生长速度为 4.2÷0.5=8.4（厘米／岁骨龄）。超过了 6.4 厘米的目标值，管理效果良好。

管理方案

生长设计

当前身高和期望身高的差距 175-109.2=65.8（厘米）；假设青春期平均生长潜能为 23 厘米，则青春期前需增长的身高为 65.8-23=42.8（厘米）；青春期以骨龄 11.5 岁为界值点，之前剩余骨龄为 11.5-4.7=6.8（岁）；青春期前目标骨龄身高生长速度为 42.8÷6.8=6.3（厘米／岁骨龄）。

生长监测

每月监测身高和体重，身高增长目标值为每月 0.5 厘米及以上，体重控制目标值为每月 0.1 千克及以下。

管理方法

常规保健管理。重点为控制体重增长速度。一年后监测骨龄。进行效果评估。

[案例 9]

基本情况

江苏男童，期望身高 175 厘米，遗传身高 171 厘米。4.9 岁，身高 105 厘米，体重 17.7 千克，体质指数（BMI）百分位数 71.3，体脂率 15%，骨密度 -1.3，骨龄 3.8 岁，骨龄身高百分位数 57，对应的成年身高 173 厘米。

当地医生管理半年后，身高 110 厘米，体重 21.4 千克，BMI 百分位数 93.6，体脂率 17.6%，骨密度 -2.3。

该儿童经当地医生继续管理至 6 岁时，身高 113 厘米，体重 23 千克，BMI 百分位数 94.3，体脂率 19.8%，骨密度 -2.6，骨龄 5.8 岁，骨龄身高百分位数 25，对应的成年身高 168 厘米。

分析和评价

生长设计

当前身高和期望身高的差距 175-105=70（厘米）；假设青春期平均生长潜能为 23 厘米，则青春期前需增长的身高为 70-23=47（厘米）；青春期以骨龄 11.5 岁为界值点，之前剩余骨龄为 11.5-3.8=7.7（岁）；青春期前目标骨龄身高生长速度为 47÷7.7=6.1（厘米／岁骨龄）。

效果评估

4.9 ~ 6 岁，身高增长 113-105=8（厘米），骨龄增长 5.8-3.8=2（岁），骨龄身高生长速度为 8÷2=4（厘米 / 岁骨龄），低于 6.1 厘米的目标，说明管理效果不佳。

效果分析

管理之初设计的目标骨龄身高生长速度为平均每岁骨龄增长身高 6.1 厘米，该学龄前儿童正常身高增长最高值为每年 7 厘米，因此满足目标值的最大骨龄发育速度为一年 1.1 岁以下。该儿童身高增长速度已经达到高值，由于骨龄增长过速，使身高增长的效能大打折扣，明显降低了骨龄身高生长速度。由于骨龄发育速度远快于身高生长速度，导致骨龄身高水平降低，对应的成年身高由 173 厘米降至 168 厘米。

体重增长过速是导致骨龄加速发育的常见原因，学龄前儿童正常体重增长值为每年 1 ~ 2 千克，该儿童自 4.9 岁至 6 岁的 1.1 岁时间中，体重增长 5.3 千克，相当于一年体重增长 4.8 千克，大大超过正常体重增长值的高限。体重增加对骨龄的影响，主要是体脂中芳香化酶的作用。该儿童体重增长的过程中，体脂率逐渐提高，分别为 15%、17.6%、19.8%，进一步提示体脂过度增加对骨龄发育的促进作用。

钙营养状况是儿童健康的重要指标之一，该儿童在体重超速增长、体脂率快速上升、骨龄加速发育的同时，骨密度值不断下降，分别为 -1.3、-2.3、-2.6，提示钙营养状况不良。说明该儿童在身高受损的同时，健康状况也降低。

管理方案

采用 1+2+3 号方案，控制体重，延缓骨龄；补充维生素 AD 和钙剂，加强运动。每天补充维生素 A2000 国际单位、维生素 D700 国际单位、元素钙 300 毫克，每天40 ~ 60 分钟跳绳、踢毽、蹦跳等健骨运动。

未来半年，控制体重不增。其余管理方法依旧。半年后复查初诊时所有检测指标，根据结果调整干预方案。

[案例 10]

基本情况

河南男童，3 岁，期望身高 175 厘米，遗传身高 171 厘米。身高 94.6 厘米，体重 13.8 千克，骨龄 3 岁。经过当地儿童保健医生采用 1+2+3 号方案进行身高管理，至 4.5 岁时，身高 105.2 厘米，体重 15.1 千克，骨龄 3.8 岁，预测成年身高 170 厘米。当地儿保医生的困惑，骨龄生长速度太慢，是否会导致生长活跃度下降？是否有疾病的风险？为何身高增长良好，预测成年身高不理想？

分析和评价

身高第 25 百分位数，体重接近第 10 百分位数，骨龄等于年龄，骨龄身高第 25 百分位数，对应的成年身高 168 厘米。

该儿童身高和体重均为正常范围，一年半时间，身高增长 10.6 厘米，平均年增速 7.1 厘米，为该年龄段儿童身高生长范围的高限，生长良好。同期体重增长 1.3 千克，平均每厘米身高增重 0.12 千克，为延缓骨龄的体重增长模式。骨龄生长缓慢时，需要排除的是身高生长迟缓的风险，最敏感的指标是身高生长速度。该儿童的上述数据，不支持疾病和生长迟缓的考虑。

生长设计和效果评估

● 3 岁时生长设计：当前身高和期望身高的差距 175-94.6=80.4（厘米）；假设青春期平均生长潜能为 23 厘米，则青春期前需增长的身高为 80.4-23=57.4（厘米）；青春期以骨龄 11.5 岁为界值点，之前剩余骨龄为 11.5-3=8.5（岁）；青春期前目标骨龄身高生长速度为 57.4÷8.5=6.8（厘米/岁骨龄）。

● 至 4.5 岁效果评估，身高增长 10.6 厘米，骨龄增长 0.8 岁，骨龄身高生长速度 10.6÷0.8=13.3（厘米/岁骨龄），远远超过 6.8 厘米的目标。

● 4.5 岁时生长设计：当前身高和期望身高的差距 175-105.2=69.8（厘米）；假设青春期平均生长潜能为 23 厘米，则青春期前需增长的身高为 69.8-23=46.8（厘米）；青春期以骨龄 11.5 岁为界值点，之前剩余骨龄为 11.5-3.8=7.7（岁）；青春期前目标骨龄身高生长速度为 46.8÷7.7=6.1（厘米/岁骨龄）。

管理方案

未来一年的身高生长目标可以为 6 厘米，未来一年的骨龄发育目标可以为 1 岁，此为平均生长发育速度。每月监测身高和体重，一年后监测骨龄，继续之前的身高管理方案即可。

建议，小年龄儿童不宜预测成年身高，只需了解每个阶段儿童骨龄身高水平和对应的成年身高即可。儿童未来成长过程中，身高生长速度和骨龄发育速度都在动态变化中，需要动态监测身高、体重和骨龄，直至身高生长停止。

[案例 11]

基本情况

湖南女孩，3 周岁零 5 个月，遗传身高 156.5 厘米。期望身高 160 厘米。出生身长 51 厘米，体重 3.35 千克。当前身高 92.5 厘米，体重 12.5 千克，骨龄 2.8 岁。最近 5 个月身高增长 3.5 厘米。食欲差，睡眠欠佳。

分析和评价

身高第 3 百分位数，遗传身高第 25 百分位数，当前身高低于遗传身高 2 个主百分位数水平，说明环境对该儿童生长不利，且需要排除疾病，但是有身高促进的潜能。体重第 3 百分位数。近 5 个月身高速度为平均速度的 100%，超过遗传水平，可基本排除疾病。骨龄小于年龄 0.7 岁，骨龄和年龄的差值在正常范围，骨龄身高第 10 百分位数，对应的成年身高 150 厘米左右，和期望身高差距 10 厘米，实现期望身高难度很大。

生长设计

当前身高和期望身高的差距 160-92.5=67.5（厘米）；假设青春期平均生长潜能为 20 厘米，则青春期前需增长的身高为 67.5-20=47.5（厘米）；青春期以骨龄 9.5 岁为界值点，之前剩余骨龄为 9.5-2.8=6.7（岁）；青春期前目标骨龄身高生长速度为 47.5÷6.7=7.1（厘米／岁骨龄）。

生长状况分析

该儿童过去 5 个月身高增长值为 3.5 厘米，相当于年身高增长值为 8.4 厘米。该速度已经超过正常身高生长速度的高限，未来如果继续维持这一速度，保持骨龄发育速度和年龄一致，即可达到每岁骨龄身高增长 7 厘米的目标。

管理方案

继续当前的保健管理方案，每月监测身高和体重。未来一年的生长目标，身高每月增长 0.5 厘米，控制体重增长每月 0.1 千克以下。每 3 个月评估一次，根据身高和体重增长值调整干预方案。一年后评估骨龄身高生长速度，再调整干预方案。

[案例 12]

基本情况

湖北女童，遗传身高 156 厘米，期望身高 165 厘米。初诊时 5 岁零 3 个月，身高 116 厘米，体重 22 千克，骨龄 5.5 岁。

分析和评价

初诊时，身高第 75 百分位数，体重第 90 百分位数，粗壮体形。骨龄和年龄基本一致，骨龄身高第 50 百分位数至第 75 百分位数，对应的成年身高 160 厘米左右，和期望身高差距 5 厘米左右。

初诊生长设计

当前身高至期望身高的差距 165-116=49（厘米）；假设骨龄 9.5 岁后生长潜能 20 厘米，还需要增长 49-20=29（厘米）；剩余骨龄 9.5-5.5=4（岁）；青春期前需要达到的骨龄身高生长速度为 29÷4=7.3（厘米／岁骨龄）。难度中等。

管理方案

加强生长监测，每月一次固定时间晨起准确测量身高和体重，并记录。

采用 1+2+3 号方案，其中，每天肉 50 克、蛋 1 个、奶 500 毫升，食量不够，可以补充乳清蛋白粉。营养素的补充剂量为，维生素 A2000 国际单位、维生素 D700 国际单位、钙 300 毫克；2 号方案的应用，在于控制未来骨龄的生长速度，避免骨龄加速生长。每年体重增长控制在 2 千克以内为好。

效果评估

管理一年后，至 6 岁零 3 个月，身高 122 厘米，第 75 百分位数，增长 6 厘米，体重 24 千克，增长 2 千克。骨龄 6 岁，增长 0.5 岁，骨龄身高第 75 百分位数。骨龄身高生长速度为 6÷0.5=12（厘米／岁骨龄），超过了之前设计需要达到的 7.3 厘米的速度，干预效果很好。

复诊生长设计

当前身高和期望身高的差距 165-122=43（厘米）；假设青春期平均生长潜能为 20 厘米，则青春期前需增长的身高为 43-20=23 厘米；青春期以骨龄 11.5 岁为界值点，之前剩余骨龄为 9.5-6＝3.5（岁）；青春期前目标骨龄身高生长速度为 23÷3.5=6.6（厘米／岁骨龄）。

后续管理方案

继续之前的管理方案和内容即可。

[案例 13]

基本情况

贵州男孩，遗传身高 173.5 厘米，期望身高 180 厘米。4.3 岁，身高 99 厘米，体重 16 千克。掌指骨骨龄（简称 RUS 骨龄）4.8 岁，骨龄的身高第 3 百分位数。腕骨骨龄 2 岁。

分析和评价

身高第 3 百分位数至第 10 百分位数，遗传身高第 50 百分位数，当前身高低于遗传身高 2 个主百分位数水平以下，从这一情况分析，需排除生长迟缓等疾病的风险。体重第 25 百分位数至第 50 百分位数，粗壮体形，有导致骨龄提前于年龄的风险，对实现期望身高不利。RUS 骨龄 4.8 岁，高于年龄，从这一情况分析，不支持生长激素缺乏导致生长迟缓的可能。腕骨骨龄 2 岁，低于年龄 2.3 岁，低于 RUS 骨龄 2.8 岁，需要排除因甲状腺素不足导致的生长迟缓。

生长设计

当前身高至期望身高的差距 180−99=81（厘米）；假设骨龄 11.5 岁进入青春期后平均生长潜能 23 厘米，至青春期需要增长 81−23=58（厘米）；剩余骨龄 11.5−4.8=6.7（岁）；需要达到的骨龄身高生长速度 58÷6.7=8.7（厘米 / 岁骨龄）。难度很大。

管理方案

采用 1+2+3 号方案干预。重点为 2 号方案。若身高每增长 1 厘米，体重控制在 0.2 千克及以内，年骨龄增长速度小于 1 岁的可能性较大。每天补充维生素 D700 国际单位，维生素 A2000 国际单位，钙 300 毫克。若干预后 3 个月身高增长值在 1 厘米及以下，建议去内分泌专科就诊。

[案例 14]

基本情况

湖南女孩，遗传身高 152 厘米，期望身高 160 厘米。4 岁时，身高 106.5 厘米，体重 18 千克，BMI 百分位数 66，骨龄 4.2 岁。

分析和评价

身高第 77 百分位数，体重第 76 百分位数，匀称体形。骨龄和年龄基本一致，骨龄身高第 55 百分位数，对应的成年身高 159 厘米，和期望身高基本一致。

生长设计

当前身高至期望身高的差距 160−106.5=53.5（厘米）；假设骨龄 9.5 岁进入

青春期后生长潜能 20 厘米，至青春期需要增长 53.5−20=33.5（厘米）；剩余骨龄 9.5−4.2=5.3（岁）；至青春期前需要达到的目标骨龄身高生长速度为 33.5÷5.3=6.3（厘米／岁骨龄）。

管理方案

采用 1+2+3 号方案。

效果评估

5.6 岁时，身高 117 厘米，第 74 百分位数，增长 10.5 厘米，年增速 6.56 厘米，为平均速度的 117%；体重 20.6 千克，第 53 百分位数，增长 2.6 千克，为平均速度的 82%；BMI 百分位数 35；骨龄 5.7 岁，骨龄增长 1.5 岁。骨龄身高速度 7 厘米，达到了设计的 6.3 厘米的目标。

后续管理方案

继续身高、体重和骨龄监测，继续采用前期的 1+2+3 号方案，重点依然为 2 号方案，控制体重增长速度。过去一年半时间，BMI 百分位数水平在下降，效果佳，继续保持，一年后再评估。

[案例 15]

基本情况

江西男孩，遗传身高 167 厘米，期望身高 175 厘米。4.7 岁，身高 102 厘米，体重 16 千克，骨龄 3.5 岁。

分析和评价

身高第 10 百分位数，遗传身高第 10 百分位数至第 25 百分位数，体重第 25 百分位数，粗壮体形。骨龄的身高第 10 百分位数，对应的成年身高 164 厘米，和期望身高差距 11 厘米，难度极大。粗壮体形，骨龄不提前反而落后于年龄，和一般情况不相符。如果身高生长速度正常，可以先不考虑生长激素缺乏的可能。

生长设计

当前身高至期望身高的差距 175-102=73（厘米）；假设骨龄 11.5 岁进入青春期后平均生长潜能 23 厘米，至青春期需要增长 73-23=50（厘米）；剩余骨龄为 11.5-3.5 ＝ 8（岁）；需要达到的目标骨龄身高生长速度为 50÷8=6.3（厘米/岁骨龄）。

管理方案

采用 1+3 号方案干预一年。

效果评估

管理一年，至 5.7 岁时，身高 107 厘米，增长 5 厘米；身高生长速度达到该年龄段的正常范围（5 ~ 7 厘米），且和遗传身高水平一致，可基本排除生长激素缺乏的风险；体重 17.2 千克，增长 1.2 千克，为平均增长速度；骨龄 4.3 岁，增长 0.8 岁，控制在 1 岁以内；骨龄身高生长速度为 5÷0.8=6.3（厘米/岁骨龄），达到了设计的速度，骨龄的增长也符合骨龄身高生长速度的设计，说明干预效果良好。

后续管理方案

继续采用 1+2+3 号方案，促使骨龄发育更为延缓一点，以减轻身高生长的压力。

[案例 16]

基本情况

四川男孩，遗传身高 164.5 厘米，期望身高 170 厘米。4.5 岁，身高 105 厘米，体重 15 千克，RUS 骨龄 5 岁，腕骨骨龄 3 岁。骨密度 Z 值 -1.6，25-OH-D 35.46 ng/ml。

分析和评价

身高第 25 百分位数，遗传身高第 10 百分位数，当前身高大于遗传身高，提示身高潜能发挥良好。体重第 10 百分位数，苗条身材。骨密度第 5 百分位数，骨密度水平正常范围偏低。25-OH-D 为正常范围的低值。提示钙营养水平有提升的空间。

考虑到该儿童腕骨骨龄落后 RUS 骨龄 2 岁，为稳妥起见，进行了甲状腺功能检测。结果如下：FT3 检测值 5.53 pmol/l （正常范围 2.8~7.1），FT4 检测值 13.37 pmol/l （正常范围 12~22），hTSH 检测值 4.060 uIU/ml （正常范围 0.7 ~ 4.2）。虽然该儿童腕骨发育落后，可能与甲状腺素水平低下有关，但检查结果均在正常范围（注意：FT4 为正常低值，hTSH 为正常高值），且身高水平也在正常范围，故暂不考虑内分泌疾病。

生长设计

至期望身高还需要增长 170-105=65（厘米）；骨龄 11.5 岁时，生长潜能 23 厘米；在此之前剩余骨龄 6.5 岁；需增长 65-23=42（厘米）；需要达到的目标骨龄身高生长速度为 42÷6.5=6.5（厘米／岁骨龄）。

管理方案

先用最低成本的干预来评估效果。先采用 1+2+3 号方案干预 3 个月，如果身高速度低于平均水平，再咨询内分泌医生决定是否需要使用甲状腺素。需要控制体重速度低于平均水平，以延缓 RUS 骨龄。

[案例 17]

基本情况

北京男孩，5 岁，遗传身高 176 厘米，期望身高 180 厘米。身高 106.5 厘米，体重 17.5 千克，骨龄 4.5 岁。

分析和评价

当前身高第 10 百分位数，对应的成年身高 165 厘米，和期望身高差距 15 厘米，难度极大。遗传身高第 75 百分位数，当前身高低于遗传身高 3 个百分位数水平，需要排除生长迟缓相关疾病。体重第 25 百分位数，粗壮体形，骨龄没有提前，反而略落后于年龄，需要排除生长激素缺乏的可能。骨龄的身高第 25 百分位数，对应的成年身高 168 厘米，和期望身高差距 12 厘米。

生长设计

当前身高至期望身高的差距 180-106.5=73.5（厘米）；假设骨龄 11.5 岁进入青春期后生长潜能 23 厘米，至青春期需要增长 73.5-23=50.5（厘米）；剩余骨龄 11.5-4.5 = 7（岁）；需要达到的目标骨龄身高生长速度为 50.5÷7=7.2（厘米/岁骨龄）。

管理方案

采用 1+2+3 号方案。每月监测身高和体重。若连续 3 个月身高增长值仅为 1 厘米，或半年身高生长速度低于 2.5 厘米，转诊内分泌做生长激素激发试验，排除或诊断疾病。若连续 3 个月身高生长速度为 1.5 厘米，且体重增长速度控制在 0.3 千克以下，可继续保健干预，一年后监测骨龄，评价骨龄身高生长速度。根据骨龄身高生长速度调整干预方案。

[案例 18]

基本情况

江苏男孩，4.2 岁，遗传身高 176 厘米，期望身高 185 厘米。身高 110.5 厘米，体重 19 千克，骨龄 5.1 岁。

分析和评价

身高第 88 百分位数，遗传身高第 75 百分位数，体重第 90 百分位数；骨龄的身高第 40 百分位数，对应的成年身高 170 厘米，和期望身高差距 15 厘米，难度极大。

管理方案

当地儿保医生采用 1+2+3 号方案进行管理。半年后，身高增长 4.5 厘米（当前身高 115 厘米），体重增长 0.8 千克（当前体重 19.8 千克），骨龄增长 0.6 岁（当前骨龄 5.7 岁）。当地儿保医生询问下一步如何指导家长。

首诊时生长设计

当前身高至期望身高的差距 185−110.5=74.5（厘米）；假设骨龄 11.5 岁进入青春期后生长潜能 23 厘米，至青春期需要增长 74.5−23=51.5（厘米）；剩余骨龄 11.5−5.1 = 6.4（岁）；需要达到的目标骨龄身高生长速度为 51.5÷6.4=8（厘米／岁骨龄）。

效果评估

干预后半年的骨龄身高生长速度为 4.5÷0.6=7.5（厘米／岁骨龄），略低于和期望身高相符的目标骨龄身高生长速度。这个年龄的孩子，半年的平均身高生长速度为 3.6 厘米，这个孩子已经超过平均身高生长速度，遗传潜能发挥得很好。这半年，骨龄增长略多，而体重增长很少。需要分析、了解是否有其他导致骨龄增速的因素，如饮食、环境等，或者是否曾经有一过性体重增长较多，后来又减重了。

复诊时生长设计

当前身高至期望身高的差距 185−115=70（厘米）；假设骨龄 11.5 岁进入青春期后生长潜能 23 厘米，至青春期需要增长 70−23=47（厘米）；剩余骨龄 11.5−5.7 = 5.8（岁）；需要达到的目标骨龄身高生长速度 47÷5.8=8.1（厘米／岁骨龄）。

管理方案

这个孩子未来的干预，仍为采用 1+2+3 号方案，其中 1+3 号方案维持原有的身高生长速度，重点是 2 号方案延缓骨龄。可以和中医专科医生商量，是否可以用 4 号方案。若一年骨龄仅增长 0.8 岁，一年身高增长 6.5 厘米，即可达到期望的骨龄身高生长速度。从最近干预的情况看，这个孩子实现期望身高是有希望的。孩子年龄尚小，除非有疾病诊断和治疗效果评估的需要，一般情况下，青春期前的儿童，一年做 1 次骨龄评价即可。

[案例 19]

基本情况

山西女童，因为生长缓慢近两年，于 4 岁零 6 个月龄首诊。主诉身材矮小，生长缓慢，家长叙述近半年儿童身高增长不足 2 厘米。女童为 36 周早产，出生时身长 47 厘米，体重 2.2 千克。生后母乳喂养至 2 岁，因牛奶过敏，故断母乳后未喝奶。2 岁后停服维生素 AD，未补充钙制剂。有反复呼吸道感染病史。遗传身高 160 厘米，期望身高 160 厘米。儿童身高 98.6 厘米，体重 14.9 千克，骨龄 4.5 岁。25-OH-D15.3 ng/ml，骨密度 Z 值 −1.8。

分析和评价

身高小于第 3 百分位数，体重第 10 百分位数，粗壮体形。近半年身高生长速度为平均值的 60%，生长速度缓慢，存在生长偏离的风险。骨龄和年龄一致，不太支持生长激素缺乏的表现，骨龄身高第 3 百分位数，对应的成年身高 148 厘米，和期望身高差距 12 厘米，实现期望身高难度极大。蛋白质食物摄入不足，维生素 D 水平低于正常，骨密度水平偏低，提示和身高生长有关的营养状况有待改善。

生长设计

当前身高和期望身高的差距 160−98.6=61.4（厘米）；假设青春期平均生长潜能为 20 厘米，该儿童年龄的身高为第 3 百分位数以下，低于平均身高水平 3 个主百分位数区间，青春期生长潜能应扣除 9 厘米，则青春期前需增长的身高为 61.4−（20−9）=50.4（厘米）；青春期以骨龄 9.5 岁为界值点，之前剩余骨龄为 9.5−4.5=5（岁）；青春期前目标骨龄身高生长速度为 50.4÷5=10.1（厘米 / 岁骨龄）。

管理方案

由于儿童年龄较小，且有可以改善的营养状况，故可以先选择采用成本较低的 1+2+3 号方案。每天补充维生素 A2100 国际单位、维生素 D1200 国际单位、钙 300 毫克、锌 5 毫克。每天摄入肉 100 克、蛋 1 个。同时进行睡眠和运动管理。

效果评估

管理 3 个月后复诊，身高 100.2 厘米，体重 15.6 千克。管理 6 个月后复诊，身高 102.5 厘米，体重 16.2 千克。骨密度 Z 值升至 −0.5。半年时间，该儿童身高增长 4.5 厘米，为平均增长值的 128%；体重增长 1.7 千克，为平均增长值的 163%，体重增长速度高于身高生长速度，有导致骨龄加速发育的风险。

管理半年后，该儿童身高生长速度较管理前明显提高，从 60% 升至 128%，骨密度 Z 值从 −1.8 升至 −0.5，提示该儿童生长状况和钙营养水平均有明显改善。该儿童期望身高设计的青春期前目标骨龄身高生长速度为 10.1 厘米，这个年龄段身高生长速度的正常范围为一年增长 5 ～ 7 厘米，故未来半年难以继续维持管理初期的身高生长速度，若一年身高增长值达到 7 厘米，一年的骨龄发育速度只有控制在 0.7 岁以内，才能达到设计的目标。管理半年的体重增长速度远超平均值和身高生长速度，对延缓骨龄不利。

后续管理方案

采用 1+2+3 号方案，重点是 2 号方案。未来半年，如果能控制体重不增，最佳。若增长，应控制每月不超过 0.1 千克。

[案例 20]

基本情况

山东男孩，遗传身高 167.5 厘米，期望身高 170 厘米。3.5 岁，身高 94 厘米，体重 13.0 千克，骨龄 3.2 岁。

分析和评价

身高第 3 百分位数，体重第 3 百分位数，骨龄身高第 10 百分位数，对应的成年身高 164 厘米，和期望身高差距 6 厘米，实现期望身高难度大。

生长设计

当前身高和期望身高的差距 170−94=76（厘米）；假设青春期平均生长潜能为

23 厘米，则青春期前需增长的身高为 76−23=53（厘米）；青春期以骨龄 11.5 岁为界值点，之前剩余骨龄为 11.5−3.2=8.3（岁）；青春期前目标骨龄身高生长速度为 53÷8.3=6.4（厘米／岁骨龄）。

管理方案

采用 1+2+3 号方案。

效果评估

5 岁时，身高 103.5 厘米，第 3 百分位数；体重 15.6 千克，第 15 百分位数；骨龄 4.7 岁，骨龄身高第 15 百分位数，对应的成年身高 165 厘米。3.5～5 岁期间，身高增长 103.5−94=9.5（厘米），同期骨龄增长 4.7−3.2=1.5（岁），骨龄身高生长速度 9.5÷1.5=6.3（厘米／岁骨龄），基本达到设计的目标值。同期，平均年生长速度为，身高 6 厘米、体重 1.6 千克、骨龄 1 岁，均为正常范围。

后续生长设计

当前身高至期望身高的差距 170−103.5=66.5（厘米）；假设骨龄 11.5 岁进入青春期后生长潜能 23 厘米，至青春期需要增长 66.5−23=43.5（厘米）；剩余骨龄 11.5−4.7＝6.8（岁）；需要达到的骨龄身高生长速度 43.5÷6.8=6.4（厘米／岁骨龄）。

后续管理方案

继续采用 1+2+3 号方案，重点为 2 号方案。3 个月后根据身高和体重监测值，酌情调整方案的具体内容。

[案例 21]

基本情况

湖北女童，遗传身高 157 厘米，期望身高 163 厘米。3.5 岁，身高 95.5 厘米，体重 15.2 千克。骨龄 4 岁。3～3.5 岁的半年间身高增长 3 厘米。

每天在幼儿园吃三餐，回家再吃晚饭。喜欢吃肉，每天晚餐在家吃肉约 100 克，以鱼、虾、鸡、鸭为主。每天吃 1 个蛋。每天喝酸奶 200 毫升。主食量较多，经常吃甜食。家长经常鼓励孩子多吃。每周吃 2 ~ 3 次钙片，每次 100 毫克，没有补充维生素 AD。

夜间 10 点前入睡，12 点左右经常起夜，早晨 7 点起床。平时从幼儿园回来户外活动不多，周末有时外出活动。孩子每天情绪良好。

分析和评价

当前身高第 10 百分位数至第 25 百分位数，对应的成年身高为 155 厘米左右，低于遗传身高，低于期望身高，说明环境对身高生长不利。最近半年身高生长速度为平均值的 79%。身高水平低于体重水平，粗壮体形。骨龄大于年龄 0.5 岁，骨龄身高为第 3 百分位数至第 10 百分位数，对应的成年身高为 148 厘米。

生长设计

至期望身高还需要增长 163-95.5=67.5（厘米）；假设骨龄 9.5 岁时，平均生长潜能 20 厘米，在此之前剩余骨龄为 9.5-4=5.5（岁）；还需要增长的身高为 67.5-20=47.5（厘米）；需要达到的目标骨龄身高生长速度为 47.5÷5.5=8.6（厘米/岁骨龄）。

管理方案

●保证每天 50 克肉、1 个蛋、500 毫升奶。尽量喝淡奶，酸奶糖分较高，最好不要喝酸奶。

● 每天补充维生素 D1000 国际单位、维生素 A3000 国际单位，每天补充元素钙 300 毫克。

● 主食量每天 100 克以内即可，不鼓励多吃主食，少吃或不吃甜饮料，少吃各类糖类食物，包括较甜的水果、甜点心、糖果等。少吃豆制品，少吃生长期短的肉食，如虾、鳝、鱼、禽类等。肉食以猪肉、牛肉、羊肉为主。

●每天除幼儿园活动外，增加户外活动 1 小时，不要求运动量。

●每月定期监测身高和体重，一年后测骨龄。

效果评估

一年后，4.5 岁时，身高 104 厘米，达到第 25 百分位数；身高增长 8.5 厘米，身高生长速度为平均值的 120%，与管理前身高生长速度为平均值的 71% 相比，效果良好；体重增长 0.7 千克，体重生长速度为平均值的 40%；骨龄 4.7 岁，骨龄身高水平第 25 百分位数，对应的成年身高 154 厘米；骨龄增长 0.7 岁，骨龄身高生长速度为 8.5÷0.7=12.1（厘米 / 岁骨龄），远远超过目标。

生长设计

期望身高和当前身高的差距 163-104=59（厘米）；年龄和骨龄的身高水平均为第 25 百分位数，比平均水平低 1 个百分位数区间，青春期平均生长潜能应扣除 3 厘米，青春期前需要增长的身高为 59-（20-3）=42（厘米）；剩余骨龄为 9.5-4.7=4.8（厘米）；目标骨龄身高生长速度为 42÷4.8=8.8（厘米 / 岁骨龄）。

管理方案

继续采用 1+2+3 号方案。

[案例 22]

基本情况

山西男孩，期望身高 178 厘米，遗传身高 173 厘米。出生身长 50 厘米，体重 3 千克；3 岁，身高 92 厘米，体重 11 千克；最近半年，身高增长 2.5 厘米，体重增长 1 千克；RUS 骨龄 2 岁，腕骨骨龄 2 岁；食欲不佳，肉食摄入少，不爱吃蛋黄，未补充维生素 AD 和钙剂；睡眠佳，活泼好动。

分析和评价

当前年龄的身高第 10 百分位数，对应的成年身高 164 厘米，和期望身高差距 14 厘米；遗传身高第 50 百分位数，当前身高低于遗传身高 2 个主百分位数区间，需要排除影响身高相关疾病的风险；最近半年，身高的生长速度为平均值的 71%，考虑存在生长偏离的风险，体重的增长速度为平均值的 99%；当前体重小于第 3 百分位数，苗条体形；骨龄落后年龄1岁，骨龄和年龄的差值为正常范围；骨龄身高第75百分位数至第90百分位数，对应的成年身高176～180厘米，和期望身高一致。

蛋白质类食物摄入不足；25-OH-D为30 ng/ml，为正常范围低值，有可提升的空间；骨密度为第25百分位数，中下水平；血常规血红蛋白110克/升，为正常范围低值，平均红细胞体积78飞升，略低于正常，提示铁营养状况需改善。

考虑到该儿童年龄尚小，骨龄晚长，生长潜能较大，且有改善营养状况的空间，可以先进行营养干预，暂时不做甲状腺功能检测、生长激素激发试验、颅脑核磁、肝肾功能等内分泌疾病诊治方面的相关检查。

生长设计

至期望身高还需要增长178-92=86（厘米）；假设骨龄11.5岁时，平均生长潜能23厘米，在此之前剩余骨龄为11.5-2=9.5（岁）；还需要增长的身高为86-23=63（厘米）；需要达到的目标骨龄身高生长速度为63÷9.5=6.6（厘米/岁骨龄）。

管理方案

采用1+3号方案。饮食调整：每天摄入肉50克、蛋1个、奶500毫升，均衡膳食。营养素补充：每天补充维生素A2000国际单位、维生素D700国际单位，元素钙每天300毫克，锌每天4毫克。如果当天蛋白质食物摄入不足，可酌情添加乳清蛋白粉。

效果评估

管理3个月后，该儿童身高增长2厘米，为平均增长值的105%，效果非常好；体重增长0.3千克，为平均增长值的61%。继续原管理方案管理9个月，至4岁时，身高98.8厘米，体重12.6千克，骨龄2.7岁。

管理一年时间，身高增长6.8厘米，为平均增长值的93%；体重增长1.6千克，为平均增长值的80%；骨龄增长0.7岁，骨龄身高生长速度为6.8÷0.7=9.7（厘米/岁骨龄），超过了6.6厘米的原设计目标值。

生长设计

至期望身高还需要增长178-98.8=79.2（厘米）；假设骨龄11.5岁时，平均生长潜能 23 厘米，在此之前剩余骨龄为 11.5-2.7=8.8（岁）；还需要增长的身高为 79.2-23=56.2（厘米）；需要达到的目标骨龄身高生长速度为 56.2÷8.8=6.4（厘米/岁骨龄）。

后续管理方案

继续采用 1+3 号管理方案。每 3 个月评估身高和体重，每年监测骨龄。

[案例 23]

基本情况

青岛男孩，期望身高 178 厘米，遗传身高 173.5 厘米。6.5 岁，当前身高 117.5 厘米，体重 19 千克，骨龄 5.5 岁。25-OH-D 24 ng/ml，骨密度第 10 百分位数。

分析和评价

身高第 25 百分位数，遗传身高第 50 百分位数，身高潜能未充分发挥；体重第 10 百分位数至第 25 百分位数，匀称体形；骨龄身高第 50 百分位数，对应的成年 172 厘米，实现期望身高难度比较大。

生长设计

当前身高至期望身高的差距 178-117.5=60.5（厘米）；假设骨龄 11.5 岁进入青春期后平均生长潜能 23 厘米，至青春期需要增长 60.5-23=37.5（厘米）；剩余骨龄 11.5-5.5=6（岁）；需要达到的目标骨龄身高生长速度为 37.5÷6=6.3（厘米/岁骨龄）。

该年龄段儿童，每年身高生长速度为 5～7 厘米，如果一年身高增长 6～7 厘米、一年骨龄增长 1 岁，或者一年身高增长 5 厘米、一年骨龄增长不超过 0.8 岁，均可达到目标。

管理方案

采用 1+2+3 号方案。每月固定日期监测身高和体重，每次晨起测量。若每 3 个月身高增长 1.5 厘米、体重增长控制在 0.3 千克以下，则有望达到骨龄身高生长速度的目标。考虑该儿童 25-OH-D 和骨密度均在中下水平，建议每天补充维生素 A4000 国际单位、维生素 D1400 国际单位、元素钙 300 毫克。每 3 个月评估身高和体重，一年后监测骨龄，根据结果调整管理方案。

[案例 24]

基本情况

山西男孩，期望身高 178 厘米，遗传身高 174 厘米。7 岁，当前身高 118.2 厘米，体重 20.4 千克。骨龄 6.5 岁。

分析和评价

当前身高第 10 百分位数，遗传身高第 50 百分位数，当前身高低于遗传身高 2 个主百分位数区间，需要排除影响身高生长的疾病的风险；体重第 10 百分位数，匀称体形；骨龄小于年龄，骨龄和年龄差距在正常范围，骨龄身高第 25 百分位数，对应的成年身高 168 厘米，和期望身高差距 10 厘米，实现期望身高难度极大。

生长设计

当前身高至期望身高的差距 178-118.2=59.8（厘米）；假设骨龄 11.5 岁进入青春期后平均生长潜能 23 厘米，当前年龄身高第 10 百分位数，需要折扣 8 厘米，估计青春期潜能为 23-8=15（厘米），则青春期前还需要增长的身高为 59.8-15=44.8（厘米）；剩余骨龄为 11.5-6.5=5（岁）；需要达到的骨龄身高生长速度为 44.8÷5=9（厘米/岁骨龄）。即未来每增长 1 岁骨龄需要增长 9 厘米的身高。青春期前的儿童，一年的身高增长值为 5～7 厘米，不可能达到 9 厘米的速度，因此，要想实现目标，必须延缓骨龄。如果一年的身高增长 5 厘米，骨龄只能增长 0.5～0.6 岁。

管理方案

采用 1+2+3 号方案。

效果评估

8岁时，身高125厘米，身高第10百分位数，身高增长6.8厘米，为平均增长值的113%，身高增长值超过平均水平，促进身高生长速度效果良好。

体重23千克，增长2.6千克，为平均增长值的80%，体重增长值低于平均值和身高速度，体重控制效果良好。

骨龄7.2岁，骨龄身高第50百分位数，对应的成年身高172厘米；骨龄增长0.7岁，骨龄身高生长速度为6.8÷0.7=9.7（厘米/岁骨龄），达到了设计的目标，管理效果良好。

后续生长设计

至期望身高还需要增长178-125=53（厘米）；假设骨龄11.5岁时，平均生长潜能23厘米，该儿童身高第10百分位数，低于平均水平2个主百分位数水平，青春期身高潜能需要折扣8厘米，在骨龄11.5岁之前还需要增长的身高为53-（23-8）=38（厘米）；在此之前剩余骨龄为11.5-7.2=4.3（岁）；需要达到的目标骨龄身高生长速度为38÷4.3=8.8（厘米/岁骨龄）。

后续管理方案

继续采用1+2+3号方案。每月监测身高和体重，每3个月评估身高和体重增长速度，9岁时监测骨龄，根据监测结果调整管理方案。

2. 保健和临床相结合身高管理案例

[案例25]

基本情况

山西女孩，期望身高163厘米，遗传身高157厘米。5.5岁，身高104.5厘米，体重18.1千克，RUS骨龄4.2岁。过去一年身高增长4厘米。内分泌专科就诊，两种药物生长激素激发试验，高峰值6.531 ng/ml，提示生长激素部分缺乏，医生建议采用生长激素替代治疗。家长拒绝药物治疗。

分析和评价

身高第 3 百分位数以下，生长水平异常；过去一年身高生长速度低于正常，为平均值的 59%，提示生长偏离；体重第 25 百分位数，粗壮体形；骨龄比年龄小 1.3 岁，骨龄和年龄的差距为正常范围；骨龄身高第 25 百分位数至第 50 百分位数，对应的成年身高 154 ~ 158 厘米。

生长设计

至期望身高还需要增长 163−104.5=58.5（厘米）；假设骨龄 9.5 岁时，平均生长潜能 20 厘米，在骨龄 9.5 岁之前还需要增长的身高为 58.5−20=38.5（厘米）；在此之前剩余骨龄为 9.5−4.2=5.3（岁）；需要达到的目标骨龄身高生长速度为 38.5÷5.3=7.3（厘米／岁骨龄）。

管理方案

采用 1+3 号方案。

效果评估

4 个月后，身高增长 3.2 厘米，体重增长 1.8 千克。干预效果显著。

后续管理方案

● 做好生长监测，每 3 个月进行评估。

● 继续采用 1+2+3 号方案管理。

● 控制体重一年增长值低于 2 千克。

● 当骨龄身高生长速度难以达到期望身高时，强烈建议采用生长激素替代治疗。生长激素缺乏的儿童，在改善营养和进行环境干预后，会出现短暂的追赶生长，但也许不能解决生长的根本问题，需要保健和内分泌相结合，才能最大限度地帮助家长实现儿童的理想成年身高。

[案例26]

基本情况

北京男孩，期望身高176厘米，遗传身高173厘米。孕39周出生，体重2450克，身长46厘米。

分析和评价

小于胎龄儿，出生时身长小于第3百分位数，提示宫内生长不良，对应的成年身高160厘米以下，和期望身高差距10厘米以上，实现期望身高难度极大。

管理方案

在社区按照体弱儿管理，未进行特殊的身高管理。

分析和评价

1岁时，身长67.5厘米，小于第3百分位数，0～1岁身长增长22.5厘米，为平均增长值的86%；体重8.5千克，第3百分位数至第10百分位数，增长6.1千克，为平均增长值的91%。从身高增长值分析，生长速度达到了正常范围。但从实现期望身高的目标评价，生长水平依然低下，实现期望身高难度极大。

管理方案

儿保医生建议转诊至上级医疗机构进行体格生长干预，家长未依从。社区医生继续体弱儿管理，建议加强营养，增加进食，此外无特殊干预方法。

分析和评价

2岁时，身长77厘米，小于第3百分位数，1～2岁身长增长9.5厘米，为平均增长值的76%，较上一年身高生长速度降低，提示当前的管理方法对改善身高效果不佳。体重10.8千克，第10百分位数，增长2.3千克，为平均增长值的92%。体重生长速度高于身高生长速度，对实现期望身高不利。

管理方案

儿保医生建议家长带孩子去儿童医院内分泌专科就诊，家长未依从。社区医生继续对该儿童进行体弱儿管理，继续加强营养，增加进食，仍无特殊干预方法。

分析和评价

3 岁时，身高 83.5 厘米，小于第 3 百分位数，2～3 岁身长增长 6.5 厘米，为平均增长值的 78%，较前一年无明显提高，提示当前的管理方法无法改善该儿童的身高状况。生长水平和生长速度，都提示该儿童存在生长偏离，需要明确或排除相关疾病。体重 12.8 千克，第 10 百分位数至第 25 百分位数，增长 2 千克，为平均增长值的 95%。体重增长速度依然明显高于身高生长速度，对实现期望身高不利。

管理方案

在社区儿保医生强烈建议下，儿童去内分泌专科就诊，生长激素激发试验峰值为 6.80 ng/ml，专科医生提示该儿童为生长激素部分缺乏，建议采用生长激素替代治疗。家长恐惧药物副作用，未依从。采用一般保健管理，继续加强营养，未采取特殊身高管理方法。

分析和评价

4 岁时，身高 88.5 厘米，小于第 3 百分位数，3～4 岁身高增长 5 厘米，为平均增长值的 68%，为生长迟缓状态。提示在影响身高生长疾病未治疗的情况下，难以通过一般保健干预改善身高水平。体重 14.6 千克，第 10 百分位数至 25 百分位数，增长 1.8 千克，为平均增长值的 90%。骨龄 2.2 岁，骨龄身高第 25 百分位数，对应的成年身高 167 厘米，和期望身高差距 9 厘米。在未治疗疾病的情况下，难以实现期望身高。

管理方案

首次采用 1+3+5 号方案进行身高管理。

效果评估

5 岁时，身高 99.7 厘米，小于第 3 百分位数，4 ~ 5 岁身高增长 11.2 厘米，为平均增长值的 155%，较治疗前身高生长速度明显加快。一般情况下，治疗第一年身高增长值最为显著；体重 16.9 千克，第 10 百分位数至第 25 百分位数，增长 2.2 千克，为平均增长值的 95%；骨龄 3.3 岁，骨龄身高第 25 百分位数至第 50 百分位数，对应的成年身高 169 厘米，和期望身高差距 7 厘米。骨龄增长 1.1 岁，骨龄增长稍快，降低了身高生长的效能，骨龄身高生长速度为 11.2÷1.1=10.2（厘米／岁骨龄）。身高管理效果显著。

管理方案

采用 1+2+3+5 号方案。注重体重控制，一年体重增长值控制在 2 千克以下。

效果评估

6 岁时，身高 109.4 厘米，第 3 百分位数，5 ~ 6 岁身高增长 9.7 厘米，为平均增长值的 151%，虽然身高增长值降低，但生长速度和平均参照值相比，依然效果明显。体重 18.9 千克，第 10 百分位数至第 25 百分位数，增长 2 千克，为平均增长值的 87%，体重增长速度较前一年有所降低，对实现期望身高有利。骨龄 4.2 岁，骨龄身高第 75 百分位数，对应的成年身高和期望身高一致；骨龄增长 0.9 岁，较前一年骨龄发育速度有所减缓，有利于提高身高生长效能；骨龄身高生长速度为 9.7÷0.9=10.8（厘米／岁骨龄）。

管理方案

由于治疗费用较高，家长经济压力大，家长准备暂停药物治疗一年。采用 1+2+3 号方案管理，重点为 2 号方案。

效果评估

7 岁时，身高 114.4 厘米，第 3 百分位数，6 ~ 7 岁身高增长 5 厘米，为平均增长值的 79%。提示停止治疗后，内分泌疾病无法自行消失，身高生长速度明显降低。依靠保健干预方法，可以促进身高生长速度，但无法达到期望身高需要的速度；

体重 20.1 千克，第 10 百分位数至第 25 百分位数，增长 1.2 千克，为平均增长值的 43%；骨龄 5 岁，骨龄身高第 70 百分位数，对应的成年身高 174 厘米，和期望身高差距 2 厘米；骨龄增长 0.8 岁，骨龄身高生长速度为 5÷0.8=6.3（厘米／岁骨龄）。

问题

由于该儿童停止治疗的一年，身高生长速度明显下降，家长对于继续治疗犹豫不决，请儿保医生帮忙分析建议。

生长设计

当前身高和期望身高差距 176-114.4=61.6（厘米）；假设骨龄 11.5 岁进入青春期，之后平均生长潜能 23 厘米，青春期前需要增长的身高为 61.6-23=38.6（厘米）；至青春期前剩余骨龄为 11.5-5=6.5（岁）；需要达到的目标骨龄身高生长速度为 38.6÷6.5=5.9（厘米／岁骨龄）。

分析和评价

该儿童前一年的骨龄身高生长速度为 6.2 厘米，超过了 5.9 厘米的目标，未来继续之前的管理方案，或许可以达到骨龄身高生长速度的目标。存在的问题是，由于疾病的因素，身高生长速度可能低于每年 5 厘米，因此延缓骨龄至关重要。此外另一方面，至骨龄 6.5 岁后，青春期生长潜能的计算要根据年龄或骨龄的身高水平打折扣，势必增加目标骨龄身高生长速度的要求，增加实现期望身高的难度。

管理方案

首选 1+2+3+5 号方案。如果家长不依从，备选 1+2+3 号方案，2 号方案延缓骨龄依然是重点。每 3 个月评估身高和体重，每年评价身高、体重和骨龄，根据结果调整管理方案。

第三节

青春期前学龄儿童身高管理案例

学龄儿童身高管理要点

● 体格生长处于平台期，须每月监测身高和体重，每 3 个月进行身高和体重的评价。

● 促使身高生长速度达到每年 4.5 厘米以上，控制体重增长速度在每年 2 千克以下。

● 每年进行骨龄评价，控制骨龄发育速度每年 0.8 岁以下，尽可能延长青春期前的生长时间。

● 对比骨龄身高生长速度和目标的差值，根据结果调整管理方案。

● 有条件可以每年监测骨密度和维生素 D，加强维生素 A、维生素 D 和钙剂的补充。

● 家长和儿童的关注重点为学业，饮食、睡眠、运动均难以达到理想状态，管理难度加大。选择易于执行的管理内容即可。

1. 学龄男童身高管理案例

[案例 27]

基本情况

北京男孩，遗传身高 170 厘米，期望身高 176 厘米。10 岁，身高 142 厘米，体重 28.8 千克，骨龄 10.1 岁。

分析和评价

身高第 50 百分位数至第 75 百分位数，体重第 10 百分位数至第 25 百分位数，苗条体形；骨龄的身高第 64 百分位数，对应的成年身高 174 厘米，实现期望身高较为容易。

生长设计

当前身高和期望身高的差距 176-142=34（厘米）；假设骨龄 11.5 岁进入青春期，之后平均生长潜能 23 厘米，至青春期前需要增长的身高为 34 -23=11（厘米）；至青春期剩余的骨龄为 11.5-10.1=1.4（岁）；需要达到的目标骨龄身高生长速度为 11÷1.4=7.9（厘米／岁骨龄）。

趋势分析

虽然当前骨龄身高水平接近期望身高，但由于期望身高在遗传身高之上 6 厘米，儿童身高生长速度和身高水平均有向遗传身高和平均身高发展的趋势，且该儿童骨龄和年龄相比没有优势，故实现平均水平以上的期望身高尚有难度。

至青春期前，需要达到和期望身高相符的骨龄身高生长速度为 7.9 厘米，而青春期前儿童的正常身高生长速度为每年 5 ~ 7 厘米，故要实现上述目标，在促进身高生长速度的同时，必须延缓骨龄发育速度至每年小于 1 岁。

管理方案

采用 1+2+3 号方案。每月固定时间晨起监测身高和体重，目标生长值为，每月身高增长达到 0.5 厘米及以上，每月控制体重增长不超过 0.1 千克。一年后监测骨龄，根据身高和骨龄增长值，再酌情调整管理方案。

[案例 28]

基本情况

广东男童，遗传身高 173 厘米，期望身高 178 厘米。9.5 岁，身高 126 厘米；体重 22 千克，骨龄 8.7 岁。每天吃肉不够 50 克，每天喝奶不够 500 毫升，3 岁后未补充维生素 D 和钙；睡眠可，晚上 10 点前入睡；不喜爱运动。

分析和评价

年龄的身高小于第 3 百分位数，遗传身高第 50 百分位数，当前身高低于正常，当前身高低于遗传身高 2 个主百分位数区间，均要首先排除内分泌疾病。体重第 3

百分位数，匀称体形；骨龄小于年龄 0.8 岁，差距在正常范围，骨龄身高第 10 百分位数，对应的成年身高 164 厘米，实现期望身高难度极大。

生长设计

至期望身高还需要增长 178-126=52（厘米）；假设骨龄 11.5 岁时，平均生长潜能 23 厘米，该儿童年龄的身高小于第 3 百分位数，低于平均水平 3 个主百分位数水平，青春期身高潜能需要折扣 12 厘米，在骨龄 11.5 岁之前还需要增长的身高为 52-（23-12）=41（厘米）；在此之前剩余骨龄为 11.5-8.7=2.8（岁）；需要达到的目标骨龄身高生长速度为 41÷2.8=14.6（厘米／岁骨龄）。

管理方案

当地儿保医生建议内分泌就诊，家长不依从。先采用 1+2+3 号方案干预。

效果评估

10 岁时，身高 130 厘米，半年增长 4 厘米，为平均增长值的 133%。体重 23.6 千克，增长 1.6 千克，为平均增长值的 266%。睡眠改善，每天晚上 10 点前入睡。饮食改善，每天进食肉类 50 克，每天喝奶 500 毫升。每天补充维生素 D 和钙。运动量较少。

身高生长速度超过平均水平，身高促进效果佳。体重增长过速，容易导致骨龄加速发育，降低骨龄身高生长速度。饮食、营养素补充、睡眠均有改善，效果佳。

管理方案

继续采用 1+2+3 号方案。控制体重未来半年不增长。加强运动。

效果评估

10.5 岁时，身高 133 厘米，第 3 百分位数，半年增长 3 厘米；体重 23.5 千克，未增长；骨龄 9.2 岁，骨龄身高第 25 百分位数，对应的成年身高 168 厘米；骨龄增长 0.5 岁。骨龄身高生长速度为（133-126）÷（9.2-8.7）=14（厘米／岁骨龄），几乎达到了 14.6 厘米的目标。

身高管理初期，部分儿童会因为营养等环境因素改善呈现身高追赶现象。如果儿童存在影响身高的疾病而没有诊治，未来很可能会因为身高生长速度缓慢而阻碍期望身高的实现。

生长设计

至期望身高还需要增长 178-133=45（厘米）；假设骨龄 11.5 岁时，平均生长潜能 23 厘米，该儿童年龄的身高第 3 百分位数，低于平均水平 3 个主百分位数水平，青春期身高潜能需要折扣 12 厘米，在骨龄 11.5 岁之前还需要增长的身高为 45-（23-12）=34（厘米）；在此之前剩余骨龄为 11.5-9.2=2.3（岁）；需要达到的目标骨龄身高生长速度为 34÷2.3=14.8（厘米／岁骨龄）。

管理方案

因身高水平低于正常，建议内分泌就诊排除疾病，家长仍未依从。采用 1+2+3+4 号方案，其中 4 号方案由中医专科医生制订。

效果评估

11.5 岁时，身高 137.7 厘米，第 3 百分位数，一年身高增长 4.7 厘米；体重 24 千克，增长 0.5 千克；骨龄 9.5 岁，骨龄身高第 50 百分位数，对应的成年身高 172 厘米；一年骨龄增长 0.3 岁，骨龄身高生长速度为 4.7÷0.3=15.7（厘米／岁骨龄），达到了 14.8 厘米的目标。即使身高增长速度缓慢，当骨龄发育速度更缓慢时，依然可以达到较高的骨龄身高生长速度。

生长设计

至期望身高还需要增长 178-137.7=40.3（厘米）；假设骨龄 11.5 岁时，平均生长潜能 23 厘米，该儿童年龄的身高第 3 百分位数，低于平均水平 3 个主百分位数水平，青春期身高潜能需要折扣 12 厘米，在骨龄 11.5 岁之前还需要增长的身高为 40.3-（23-12）=29.3（厘米）；在此之前剩余骨龄为 11.5-9.5=2（岁）；需要达到的目标骨龄身高生长速度为 29.3÷2=14.7（厘米／岁骨龄）。

管理方案

过去一年该儿童身高生长速度低于正常，虽然依靠延缓骨龄达到了目标骨龄身高生长速度，但如果身高生长速度不能提升，实现期望身高的难度会加大。强烈建议家长带孩子去内分泌专科就诊。继续采用1+2+3+4号方案。每月监测身高和体重，一年后监测骨龄。

[案例29]

基本情况

湖南男孩，遗传身高169厘米，期望身高180厘米。10.5岁，身高149.3厘米，体重40千克。骨龄10.6岁。近两个月发现阴茎、睾丸明显增大，B超检测睾丸容积大于4毫升，血液检测睾酮浓度达到青春期水平。当地儿保医生询问如何能帮助该儿童实现期望身高。

分析和评价

骨龄身高第90百分位数，对应的成年身高179厘米。从当前的情况看，实现期望身高很有希望。但是，一般情况下，男童骨龄11.5岁进入青春期。该儿童虽当前骨龄10.6岁，却已经出现性征和血液性激素浓度升高，未来由于性激素的影响，可能会加快骨龄发育速度，降低骨龄身高生长速度。

生长设计

假设骨龄14岁时，平均生长潜能5厘米，在骨龄14岁之前还需要增长的身高为180−149.3−5=25.7（厘米）；在此之前剩余骨龄为14−10.6=3.4（岁）；需要达到的目标骨龄身高生长速度为25.7÷3.4=7.6（厘米／岁骨龄）。

管理方案

采用1+2+3号方案。每月准确监测身高和体重，可以估测年身高生长速度。每半年监测骨龄，评估骨龄身高速度。根据结果酌情调整干预方案。

[案例 30]

基本情况

重庆男孩，遗传身高 172 厘米，期望身高 180 厘米。7.5 岁，身高 128.9 厘米，体重 24.2 千克。骨龄 8.5 岁，体脂率 15.2%，骨密度第 70 百分位数。

分析和评价

当前身高第 50 百分位数至第 75 百分位数，遗传身高第 50 百分位数，当前身高大于遗传身高，说明环境对身高生长起到了促进作用。体重第 25 百分位数至第 50 百分位数，苗条体形。骨龄大于年龄，骨龄身高第 25 百分位数至第 50 百分位数，对应的成年身高 170 厘米，和期望身高差距 10 厘米，实现期望身高难度很大。体脂比例 15.3%，正常范围。

生长设计

当前身高至期望身高的差距 180-129=51（厘米）；假设骨龄 11.5 岁进入青春期后平均生长潜能 23 厘米，骨龄身高第 25 百分位数至第 50 百分位数，青春期生长潜能扣除 2 厘米，至青春期需要增长 51-（23-2）=30（厘米）；剩余骨龄 11.5-8.5 ＝ 3（岁）；需要达到的目标骨龄身高生长速度为 30÷3=10（厘米／岁骨龄）。

实现目标骨龄身高生长速度可以选择的方式为：

● 一年身高增长速度 7 厘米，一年骨龄增长速度 0.7 岁；
● 一年身高增长速度 6 厘米，一年骨龄增长速度 0.6 岁；
● 一年身高增长速度 5 厘米，一年骨龄增长速度 0.5 岁；
● 一年身高增长速度 4 厘米，一年骨龄增长速度 0.4 岁。

管理方案

该儿童的遗传身高第 50 百分位数，身高生长速度若要超过平均水平，达到每年 7 厘米的速度很难。可选择采用 1+3 号方案，争取努力达到每月 0.5 厘米每年 6 厘米的身高生长速度。这个孩子是苗条体形，但骨龄大于年龄，仍然需要首先选择 2 号方案延缓骨龄，争取控制体重增长速度一年 1 千克左右。

一般情况下，体脂率在 15% 左右时，骨龄生长速度和时间年一致。可以通过运动锻炼，增加肌肉比例、减少体脂比例，达到延缓骨龄的目的。另外，可以和中医专科医生商量，采用 4 号方案。每月监测身高和体重，每 3 个月监测体脂率，每年监测骨龄。根据监测结果调整管理方案。

[案例 31]

基本情况

江西男孩，遗传身高 168 厘米，期望身高 175 厘米。8 岁零 1 个月，身高 130.8 厘米，体重 26.4 千克，骨龄 8.9 岁，体脂率 15.2%，骨密度第 70 百分位数。当地儿保医生管理了半年，复查结果为：身高 132.7 厘米，体重 28.6 千克，骨龄 9.4 岁，体脂 17.4%，骨密度第 64 百分位数。当地儿保医生请求分析效果和后续指导。

分析和评价

初诊时，身高第 50 百分位数，遗传身高第 25 百分位数，当前身高已超过遗传身高水平，说明环境因素对身高起到了促进作用。体重第 25 百分位数至第 50 百分位数，为苗条偏匀称体形，体脂率为正常范围中等水平。骨密度（钙营养）为中上水平。骨龄大于年龄，差值在正常范围，骨龄身高第 25 百分位数，对应的成年身高 168 厘米，和期望身高差距 7 厘米，实现期望身高难度很大。

生长设计

至期望身高还需要增长 175-130.8=44.2（厘米）；假设骨龄 11.5 岁时，平均生长潜能 23 厘米，该儿童骨龄的身高第 25 百分位数，低于平均水平 1 个主百分位数水平，青春期身高潜能需要折扣 4 厘米，在骨龄 11.5 岁之前还需要增长的身高为 44.2-（23-4）=25.2（厘米）；在此之前剩余骨龄为 11.5-8.9=2.6（岁）；需要达到的目标骨龄身高生长速度为 25.2÷2.6=9.7（厘米 / 岁骨龄）。

管理半年效果分析

● 身高增长 132.7-130.8=1.9（厘米），为该年龄段平均增长值的 70%。一般情况下，半年身高速度低于 2.5 厘米，需要排除导致生长迟缓的疾病。该儿童在进行身高管理的情况下，身高生长速度依然缓慢，应尽快去内分泌专科就诊，明确是否存在相关疾病。

● 体重增长 2.2 千克，为平均速度的 139%。体重增长速度明显高于身高增长速度，体重增长过快，容易导致骨龄加速生长。体脂率略有增加，对延缓骨龄不利。

● 骨密度依然维持在中上的良好水平。

● 骨龄增长 0.5 岁，和年龄同步增长，没有延缓，对实现期望身高不利。骨龄身高生长速度为 1.9÷0.5=3.8（厘米 / 岁骨龄），和实现期望身高需要满足的 9.7 厘米的目标值差距太大。骨龄身高不到第 25 百分位数，和半年前相比，实现期望身高的难度增加了。

● 综上所述，近半年身高管理效果不佳。

后续生长设计

至期望身高还需要增长 175－132.7=42.3（厘米）；假设骨龄 11.5 岁时，平均生长潜能 23 厘米，该儿童年龄的身高第 25 百分位数，低于平均水平 1 个主百分位数水平，青春期身高潜能需要折扣 4 厘米，在骨龄 11.5 岁之前还需要增长的身高为 42.3 －（23－4）=23.3（厘米）；在此之前剩余骨龄为 11.5－9.4=2.1（岁）；需要达到的目标骨龄身高生长速度为 23.3÷2.1=11.1（厘米 / 岁骨龄）。

后续管理方案

按照过去半年的身高生长速度，未来一年如果身高生长速度仅为 4 厘米，骨龄发育速度必须控制在 0.3 岁，才能达到和期望身高相符的目标。

在促进身高生长速度方面，在采用 1+3 号方案的基础上，强烈建议到内分泌专科就诊，寻求可否采用 5 号方案促进身高生长速度的可能性。

在延缓骨龄发育速度方面，以控制体重为重点的 2 号方案是基础，需要控制体重，每月体重增长值最好控制在 0.1 千克以下，或身高每增长 1 厘米，体重增长控制在 0.2 千克以下。可每 3 个月监测体脂率，若体脂率下降至 10%～15%，实现一年时间骨龄增速在 1 岁以内的可能性较大。此外，建议中医专业就诊，寻求可否采用 4 号方案延缓骨龄发育速度的可能性。

[案例 32]

基本情况

山东男孩，期望身高 180 厘米，遗传身高 168 厘米。10.8 岁，当前身高 136 厘米，体重 38 千克，骨龄 9.8 岁。

分析和评价

身高第 10 百分位数，遗传身高第 25 百分位数，身高遗传潜能发挥不佳；体重第 50 百分位数，粗壮体形；骨龄小于年龄，骨龄和年龄差值为正常范围，骨龄身高第 25 百分位数，对应的成年身高 168 厘米，和期望身高差距 12 厘米，实现期望身高难度极大。

生长设计

至期望身高还需要增长 180-136=44（厘米）；假设骨龄 11.5 岁时，平均生长潜能 23 厘米，该儿童年龄的身高第 10 百分位数，低于平均水平 2 个主百分位数水平，青春期身高潜能需要折扣 8 厘米，在骨龄 11.5 岁之前还需要增长的身高为 44-（23-8）=29（厘米）；在此之前剩余骨龄为 11.5-9.8=1.7（岁）；需要达到的目标骨龄身高生长速度为 29÷1.7=17.1（厘米/岁骨龄）。

管理方案

采用 1+2+3 号方案，其中控制体重为基础的 2 号方案至关重要。

效果评估

11.8 岁时，身高 143 厘米，第 25 百分位数，增长 7 厘米，为平均增长值的 120%。体重 43 千克，增长 5 千克，为平均增长值的 113%。骨龄 11.1 岁，骨龄身高第 25 百分位数，对应的成年身高 168 厘米；骨龄增长 1.3 岁，骨龄身高生长速度为 7÷1.3=5.4（厘米/岁骨龄），远低于设计的 17.1 厘米的目标。管理一年后，当前身高水平和期望身高之间的距离没有缩短，管理效果不佳。

该儿童近一年身高生长速度已经达到正常范围的高限，由于体重增长过速、骨龄增长过多，导致身高生长效能低下，这是没有达到目标骨龄身高生长速度的主要原因，也是未来实现期望身高需要重点努力的方向。

后续生长设计

至期望身高还需要增长 180-143=37（厘米）；假设骨龄 14 岁时，平均生长潜能 5 厘米，在骨龄 14 岁之前还需要增长的身高为 37-5=32（厘米）；在此之前剩余骨龄为 14-11.1=2.9（岁）；需要达到的目标骨龄身高生长速度为 32÷2.9=11（厘米/岁骨龄）。

后续管理方案

一般情况下，男童骨龄 14 岁时，平均生长潜能 5 厘米。意味着该儿童至骨龄 14 岁之前，需要用余下的 2.9 岁骨龄长 32 厘米身高，平均每岁骨龄要长 11 厘米身高。即使青春期生长突增阶段，也难以达到 11 厘米的年增长速度，因此，必须通过延缓骨龄和促进身高生长速度来努力实现目标。

如果想实现期望身高，未来需要控制体重增长速度，一年时间增长控制在 2 千克以内，达到延缓骨龄的目的。一般而言，骨龄 11.5 岁进入青春期，抓紧青春期前的长高时机，延缓进入青春期的时间，可赢得更多长高的机会。

采用 1+2+3+4 号方案，其中 4 号方案的具体应用，需要咨询中医专科医生的意见。每月监测身高和体重，每半年监测骨龄，根据监测结果调整管理方案。

[案例 33]

基本情况

江苏男孩，遗传身高 173 厘米，期望身高 175 厘米。10 岁，身高 127 厘米，体重 22.5 千克，骨龄 8.5 岁。当地儿保医生采用 1+2+3 号方案进行身高管理半年，10.5 岁时，身高 130 厘米，体重 23.9 千克。继续管理半年，11 岁时，身高 132.6 厘米，体重 26.3 千克，骨龄 9.5 岁。当地儿保医生询问如何评估管理效果。

分析和评价

10 岁, 身高小于第 3 百分位数, 为生长迟缓状态; 体重小于第 3 百分位数; 骨龄小于年龄 1.5 岁, 可疑异常; 骨龄身高第 25 百分位数, 对应的成年身高 168 厘米, 实现期望身高难度很大。

生长设计

至期望身高还需要增长 175−127=48 (厘米); 假设骨龄 11.5 岁时, 平均生长潜能 23 厘米, 该儿童年龄的身高第 3 百分位数以下, 低于平均水平 3 个主百分位数水平, 青春期身高潜能需要折扣 12 厘米, 在骨龄 11.5 岁之前还需要增长的身高为 48 − (23−12) =37 (厘米); 在此之前剩余骨龄为 11.5−8.5=3 (岁); 需要达到的目标骨龄身高生长速度为 37 ÷ 3=12.3 (厘米 / 岁骨龄)。

效果评估

管理半年, 10.5 岁, 身高小于第 3 百分位数, 为生长迟缓状态, 从身高水平分析, 管理效果不佳; 身高增长 3 厘米, 为平均增长值的 125%。从身高生长速度分析, 管理半年, 身高增长值超过平均值, 管理效果良好, 也说明该儿童没有生长激素缺乏的证据; 体重增长 1.4 千克, 为平均增长值的 76%, 体重增长速度低于身高增长速度, 对身高生长有利。

继续管理半年后, 11 岁时, 身高小于第 3 百分位数, 仍为生长迟缓状态, 年龄的身高水平一般短时间内难以提升; 身高增长 2.6 厘米, 为平均增长值的 96%。身高管理后身高生长速度改善的效果, 一般初期明显, 随着时间的延长, 效果减弱。该儿童进行身高管理后第 2 个半年, 身高生长速度虽然低于第 1 个半年, 但接近平均速度, 对于管理之前身高水平低于第 3 百分位数的儿童, 这样的身高生长速度, 可以评估为管理依然效果良好; 体重增长 2.4 千克, 为平均增长值的 114%。体重增长速度高于身高增长速度, 易于加速骨龄发育速度, 降低身高生长潜能。

管理一年后, 11 岁时, 骨龄 9.5 岁, 骨龄依然比年龄小 1.5 岁; 骨龄增长 1 岁, 骨龄身高生长速度为 (3+2.6) ÷ 1=5.6 (厘米 / 岁骨龄), 远低于 11.1 厘米的设计目标。一年身高增长值达到 5.6 厘米, 为平均增长值的 109%, 但是骨龄发育速度和年龄同步, 降低了身高生长效能。如果骨龄得不到延缓, 期望身高的实现几乎不可能。如果按照过去一年的生长发育速度，该儿童未来的成年身高很可能在 170 厘米以下。

后续生长设计

至期望身高还需要增长 175-132.6=42.4（厘米）；假设骨龄 11.5 岁时，平均生长潜能 23 厘米，该儿童年龄的身高第 3 百分位数以下，低于平均水平 3 个主百分位数水平，青春期身高潜能需要折扣 12 厘米，在骨龄 11.5 岁之前还需要增长的身高为 42.4 −（23-12）=31.4（厘米）；在此之前剩余骨龄为 11.5-9.5=2（岁）；需要达到的目标骨龄身高生长速度为 31.4÷2=15.7（厘米／岁骨龄）。

后续管理方案

采用 1+2+3+4 号方案，其中重点是延缓骨龄。每月监测身高，促使身高增长值在 0.5 厘米或以上。每周称量体重，未来一年控制体重不再增长。半年监测骨龄。根据监测结果调整管理方案。

[案例 34]

基本情况

河北男孩，遗传身高 171 厘米，期望身高 176 厘米。9 岁，身高 134 厘米，体重 32 千克，骨龄 6.9 岁，近两年身高增长 9 厘米。

效果评估

年龄的身高第 25 百分位数至第 50 百分位数，遗传身高第 50 百分位数，身高遗传潜能发挥不佳；体重第 50 百分位数至第 75 百分位数，粗壮体形；近两年身高增长 9 厘米，平均每年身高增长值为 4.5 厘米，低于每年 5 厘米的正常身高生长速度下限，存在影响身高生长疾病的风险；骨龄小于年龄 2.1 岁，骨龄和年龄的差值超过正常范围，需要排除疾病风险；骨龄身高第 90 百分位数，对应的成年身高 179 厘米，超过期望身高；该儿童生长速度异常，骨龄低于年龄 2 岁以上，需要首先排除疾病。

如果该儿童存在生长激素分泌不足的疾病，即使当前骨龄身高水平高于平均值，但进入青春期后，骨龄发育速度可能明显快于身高生长速度，最终有可能导致成年身高低于正常值和无法实现期望身高。

生长设计

至期望身高还需要增长 176-134=42（厘米）；假设骨龄 11.5 岁时，平均生长潜能 23 厘米，该儿童年龄的身高低于第 25 百分位数至第 50 百分位数，青春期身高潜能需要折扣 2 厘米，在骨龄 11.5 岁之前还需要增长的身高为 42-（23-2）=21（厘米）；在此之前剩余骨龄为 11.5-6.9=4.6（岁）；需要达到的目标骨龄身高生长速度为 21÷4.6=4.6（厘米／岁骨龄）。

管理方案

首先去内分泌专科就诊，排除影响身高生长的疾病，并遵从专科医生医嘱。

采用 1+2+3 号方案，每月监测身高和体重，每年监测骨龄，根据监测结果调整管理方案。

2. 学龄女童身高管理案例

[案例 35]

基本情况

湖南女童，遗传身高 154 厘米，期望身高 165 厘米。3.7 岁，身高 100 厘米，体重 15 千克，骨龄 4.1 岁。

分析和评价

骨龄身高第 20 百分位数，对应的成年身高 153 厘米。实现期望身高极难。

生长设计

至期望身高还需要增长 165-100=65（厘米）；假设骨龄 9.5 岁时，平均生长潜能 20 厘米，在骨龄 9.5 岁之前还需要增长的身高为 65-20=45（厘米）；在此之前剩余骨龄为 9.5-4.1=5.4（岁）；需要达到的目标骨龄身高生长速度为 45÷5.4=8.3（厘米／岁骨龄）。

管理方案

该年龄段儿童身高生长正常速度为每年 5 ~ 7 厘米，无法实现每年 8.3 厘米的生长速度。因此在促进身高生长速度的同时，必须延缓骨龄发育速度。采用 1+2+3 号方案，目标为每月身高增长大于 0.4 厘米、每月体重增长小于 0.1 千克。

● 饮食管理。每天奶 500 毫升、肉 50 克、蛋 1 个，根据体重调整主食进食量，少吃或不吃豆制品、水果，少吃水产品。

● 补充营养素。每天补充维生素 A2000 国际单位、维生素 D700 国际单位、元素钙 300 毫克。

● 运动管理。每天运动 30 ~ 60 分钟，选择跳舞、跑步、跳绳、打球等运动方式，采取中等强度的运动。

● 睡眠管理。每晚 10 点之前入睡，不起夜，睡前 2 小时不进食。

效果评估

5 岁时，身高 108.5 厘米，第 25 百分位数，增长 8.5 厘米；体重 17.5 千克，增长 2.5 千克；骨龄 4.7 岁，骨龄身高第 25 百分位数；骨龄增长 0.6 岁；骨龄身高生长速度为 8.5÷0.6=14.2（厘米／岁骨龄），远高于 8.3 厘米的目标。

生长设计

至期望身高还需要增长 165-108.5=56.5（厘米）；假设骨龄 9.5 岁时，平均生长潜能 20 厘米，该儿童年龄的身高第 25 百分位数，低于平均水平 1 个主百分位数水平，青春期身高潜能需要折扣 3 厘米，在骨龄 9.5 岁之前还需要增长的身高为 56.5-（20-3）=39.5（厘米）；在此之前剩余骨龄为 9.5-4.7=4.8（岁）；需要达到的目标骨龄身高生长速度为 39.5÷4.8=8.2（厘米／岁骨龄）。

管理方案

继续采用 1+2+3 号方案。

效果评估

6岁时，身高114.3厘米，第25百分位数，增长5.8厘米；体重18千克，增长0.5千克；骨龄5.1岁，骨龄身高第50百分位数；骨龄增长0.4岁；骨龄身高生长速度为5.8÷0.4=14.5（厘米／岁骨龄），远高于8.2厘米的目标。

生长设计

至期望身高还需要增长165-114.3=50.7（厘米）；假设骨龄9.5岁时，平均生长潜能20厘米，该儿童年龄的身高第25百分位数，低于平均水平1个主百分位数水平，青春期身高潜能需要折扣3厘米，在骨龄9.5岁之前还需要增长的身高为50.7-（20-3）=33.7（厘米）；在此之前剩余骨龄为9.5-5.1=4.4（岁）；需要达到的目标骨龄身高生长速度为33.7÷4.4=7.7（厘米／岁骨龄）。

管理方案

继续采用1+2+3号方案。

效果评估

7岁时，身高119.5厘米，第25百分位数，增长5.2厘米；体重17.5千克，增长2.3千克；骨龄6.0岁，骨龄身高第50百分位数；骨龄增长0.9岁；骨龄身高生长速度为5.2÷0.9=5.8（厘米／岁骨龄），低于7.7厘米的目标。

生长设计

至期望身高还需要增长165-119.5=45.5（厘米）；假设骨龄9.5岁时，平均生长潜能20厘米，该儿童年龄的身高第25百分位数，低于平均水平1个主百分位数水平，青春期身高潜能需要折扣3厘米，在骨龄9.5岁之前还需要增长的身高为45.5-（20-3）=28.5（厘米）；在此之前剩余骨龄为9.5-6=3.5（岁）；需要达到的目标骨龄身高生长速度为28.5÷3.5=8.1（厘米／岁骨龄）。

管理方案

继续采用1+2+3号方案。补充营养素调整为，每天补充维生素A3000国际单位、维生素 D1000 国际单位、元素钙 300 毫克。加强运动。

效果评估

8 岁时，身高 123.9 厘米，第 10 百分位数，增长 4.4 厘米；体重 20 千克，增长 2.5 千克；骨龄 6.9 岁，骨龄身高第 25 百分位数；骨龄增长 0.9 岁；骨龄身高生长速度为 4.4÷0.9=4.9（厘米／岁骨龄），低于 8.1 厘米的目标。

生长设计

至期望身高还需要增长 165−123.9=41.1（厘米）；假设骨龄 9.5 岁时，平均生长潜能 20 厘米，该儿童年龄的身高第 10 百分位数，低于平均水平 2 个主百分位数水平，青春期身高潜能需要折扣 6 厘米，在骨龄 9.5 岁之前还需要增长的身高为 41.1−（20−6）=27.1（厘米）；在此之前剩余骨龄为 9.5−6.9=2.6（岁）；需要达到的目标骨龄身高生长速度为 27.1÷2.6=10.4（厘米／岁骨龄）。

管理方案

采用 1+2+3+4 号方案，其中 4 号方案的具体应用，需咨询中医专科医生。重点为控制体重，每月体重增长值控制在不超过 0.1 千克。

效果评估

9 岁时，身高 129.2 厘米，第 10 百分位数，增长 5.3 厘米；体重 22 千克，增长 2 千克；骨龄 7.5 岁，骨龄身高第 50 百分位数至第 75 百分位数；骨龄增长 0.6 岁；骨龄身高生长速度为 5.3÷0.6=8.8（厘米／岁骨龄），低于 10.4 厘米的目标。

生长设计

至期望身高还需要增长 165−129.2=35.8（厘米）；假设骨龄 9.5 岁时，平均生长潜能 20 厘米，该儿童年龄的身高第 10 百分位数，低于平均水平 2 个主百分位数水平，青春期身高潜能需要折扣 6 厘米，在骨龄 9.5 岁之前还需要增长的身高为 35.8−（20−6）=21.8（厘米）；在此之前剩余骨龄为 9.5−7.5=2（岁）；需要达到的目标骨龄身高生长速度为 21.8÷2=10.9（厘米／岁骨龄）。

管理方案

继续采用 1+2+3+4 号方案。重点仍然为控制体重，每月体重增长值控制在不超过 0.1 千克。

效果评估

10 岁时，身高 134.5 厘米，第 10 百分位数，增长 5.3 厘米；体重 23 千克，增长 1 千克；骨龄 7.9 岁，骨龄身高第 75 百分位数；骨龄增长 0.4 岁；骨龄身高生长速度为 5.3÷0.4=13.3（厘米／岁骨龄），超过 10.9 厘米的目标。

生长设计

至期望身高还需要增长 165-134.5=30.5（厘米）；假设骨龄 9.5 岁时，平均生长潜能 20 厘米，该儿童年龄的身高第 10 百分位数，低于平均水平 2 个主百分位数水平，青春期身高潜能需要折扣 6 厘米，在骨龄 9.5 岁之前还需要增长的身高为 30.5－（20-6）=16.5（厘米）；在此之前剩余骨龄为 9.5-7.9=1.6（岁）；需要达到的目标骨龄身高生长速度为 16.5÷1.6=10.3（厘米／岁骨龄）。

管理方案

虽然该儿童 10 岁时的骨龄身高水平达到第 75 百分位数，对应的成年身高为 162 厘米。和初始管理时骨龄身高第 20 百分位数、对应的成年身高 153 厘米相比，更加接近期望身高。但在身高停止生长之前，身高生长速度和骨龄发育速度均充满变数，能否实现期望身高尚未可知。

继续采用 1+2+3+4 号方案。根据后续身高和骨龄增长结果，调整管理方案。

[案例 36]

基本情况

四川女孩，遗传身高 158 厘米，期望身高 168 厘米。7.5 岁，身高 116 厘米，体重 18 千克。近两年身高增长 15 厘米，体重增长 4 千克。骨龄 7 岁。近 3 个月出现乳核，约黄豆大小。

分析和评价

身高第 3 百分位数，遗传身高第 25 百分位数，当前身高水平低于遗传身高，说明环境阻碍了身高生长；体重第 3 百分位数，匀称体形；骨龄和年龄的差距在正常范围，骨龄身高第 10 百分位数，对应的成年身高 150 厘米。实现期望身高难度极大。近两年身高增长 15 厘米，年均 7.5 厘米，超过年龄身高第 3 百分位数的生长速度。一方面提示生长激素缺乏的可能性较小，另一方面，该女孩年龄小于 8 岁、乳核出现，考虑为进入青春期的表现。应尽快去内分泌专科就诊，排除导致性早熟的疾病因素。

女孩一般骨龄 9.5 岁进入青春期，出现性征，该女孩骨龄仅 7 岁，重点排除外周性早熟。此外，性早熟的儿童，通常骨龄大于年龄。该女孩骨龄小于年龄，和一般情况不符。可能的原因，也许是早期生长迟缓所致，近两年受性激素影响，导致生长突增和性发育。如果是这样，该女孩的情况比较复杂，实现期望身高难度加大。

生长设计

当前身高和期望身高之间差距 168-116=52（厘米）。假设女孩骨龄 9.5 岁进入青春期，平均生长潜能 20 厘米，该儿童年龄身高第 3 百分位数，扣除 9 厘米，青春期生长潜能为 20-9=11（厘米）。剩余骨龄为 9.5-7=2.5（岁）。青春期前需要达到的骨龄身高生长速度为（52-11）÷2.5=16.4（厘米／岁骨龄）。青春期前的生长速度为每年 5～7 厘米，该儿童前两年的身高生长速度为 15 厘米，超过了遗传身高水平。未来至青春期前，如果继续 7 厘米的年增长速度，骨龄必须控制在每年 0.5 岁以下，才能达到和期望身高相符的骨龄身高生长速度，难度极大。

管理方案

采用 1+2+3+4+6 号方案，其中 4 号方案的具体应用需要听从中医专科医生的意见；6 号方案的具体应用需要听从内分泌专科医生的建议。每月监测身高和体重，每半年监测骨龄，每半年 B 超监测子宫内膜厚度和卵巢卵泡大小。根据监测结果调整管理方案。

[案例 37]

基本情况

浙江女孩，遗传身高 164 厘米，期望身高 169 厘米。年龄 9.4 岁，身高 145 厘米，体重 38.7 千克，骨龄 9 岁。25-OH-D 检测结果为 15 ng/ml，骨密度检测结果为第 10 百分位数。当地儿保医生给予的干预措施为每天建议摄入肉 50 克、蛋 1 个、奶 500 毫升，每天补充营养素为，维生素 D1400 国际单位、维生素 A4000 国际单位、锌制剂 5 毫克，建议不吃豆制品、水产类，禽类每周一次。

干预一年后，身高 151 厘米，体重 42.9 千克，骨龄 10.3 岁，25-OH-D 检测结果为 19 ng/ml，骨密度检测结果为第 10 百分位数。

当地儿保医生请求分析干预效果，尤其是维生素 D 水平的改善情况。

分析和评价

干预前身高第 90 百分位数，遗传身高第 75 百分位数，说明环境因素促进了身高生长。体重第 90 百分位数。骨龄略小于年龄，骨龄身高第 97 百分位数，对应的成年身高 168 厘米，和期望身高基本一致。维生素 D 为缺乏状态，骨密度为正常范围中下水平。

生长设计

期望身高和当前身高的差距 169-145=24（厘米）。按照当前骨龄 9 岁设计，一般情况下，女童骨龄 12 岁时，平均身高生长潜能 5 厘米。在骨龄 12 岁前，需要增长 24-5=19（厘米），剩余骨龄 12-9=3（岁），需要达到的目标骨龄身高生长速度为 19÷3=6.3（厘米／岁骨龄）。

干预一年效果评估

身高增长 151-145=6（厘米），为平均增长值的 95%，低于该儿童以往的生长水平。从骨龄水平分析，已经进入青春期，但未出现身高生长速度的加快，对实现期望身高不利。体重增长 42.9-38.7=4.2（千克），为平均增长值的 107%，体重增长速度高于身高生长速度，不利于延缓骨龄发育速度。骨龄增长 10.3-9=1.3（岁），超过平均速度，骨龄身高速度为 6÷1.3=4.6（厘米 / 岁骨龄），低于 6.3 厘米的目标，不利于实现期望身高。骨龄身高第 90 百分位数，对应的成年身高 165 厘米，和期望身高差距 4 厘米，较干预前加大。

后续生长设计

至期望身高还需要增长 169-151=18（厘米）；假设骨龄 12 岁时，平均生长潜能 5 厘米，在骨龄 12 岁之前还需要增长的身高为 18-5=13（厘米）；在此之前剩余骨龄为 12-10.3=1.7（岁）；需要达到的目标骨龄身高生长速度为 13÷1.7=7.6（厘米 / 岁骨龄）。

后续管理方案

该儿童至骨龄 12 岁时，尚余 1.7 岁骨龄，需要增长身高 18 厘米。假若这 1.7 岁的骨龄用未来 3 年长完，每年身高增长 6 厘米，骨龄 12 岁后继续增长 5 厘米，则可望实现期望身高。青春期身高生长的持续时间为 1～3 年，可采用 1+3 号方案促进身高生长速度，每月监测身高，每 3 个月进行评价，了解身高生长速度。

延缓骨龄是实现期望身高的重点管理内容，2 号方案是基础，每周监测体重，理想状态为每增长 1 厘米身高、控制体重增长速度为 0.2 千克及以下。建议中医专科就诊，尝试采用 4 号方案的可能性。

应关注维生素 D 和钙营养状况。当前维生素 D 的补充量未较好地改善该儿童的维生素 D 营养状况，建议参考维生素 D 缺乏相关诊疗方案进行干预。骨密度水平反映儿童钙营养状况，其检测结果和钙摄入量、维生素 D 水平及抗阻力运动有关，建议增加钙剂补充和跳绳、踢毽、跑步等运动。

[案例 38]

基本情况

北京女孩，遗传身高 156.5 厘米，期望身高 162 厘米。6 岁时，当前身高 114.3 厘米，体重 19 千克，骨龄 5.3 岁。

分析和评价

身高第 25 百分位数，遗传身高第 25 百分位数，体重第 25 百分位数，骨龄身高第 25 百分位数至第 50 百分位数，对应的成年身高 156 厘米，和期望身高差距 6 厘米，实现期望身高难度较大。

生长设计

当前身高至期望身高的差距 162-114.3=47.7（厘米）；假设骨龄 9.5 岁进入青春期后平均生长潜能 20 厘米，身高第 25 百分位数，需要扣除 3 厘米潜能，至青春期需要增长 47.7-（20-3）=30.7（厘米）；剩余骨龄 9.5-5.3 = 4.2（岁）；至青春期前需要达到的目标骨龄身高生长速度 30.7÷4.2=7.3（厘米／岁骨龄）。由于遗传身高低于平均水平，要想达到超过平均水平的身高生长速度，难度较大，需要控制骨龄，才能实现这样的速度。

管理方案

采用 1+2+3 号方案。每月监测身高和体重，每 1 ～ 3 个月做 1 次评估。

效果评估

7 岁时，身高 119.5 厘米，第 25 百分位数，增长值 5.2 厘米，为平均增长值的 88%；体重 20.2 千克，增长 1.5 千克，为平均增长值的 66%，低于平均速度，低于身高生长速度，体重控制效果良好；骨龄 6 岁，骨龄身高第 50 百分位数至第 75 百分位数，对应的成年身高 158 ～ 162 厘米；骨龄增长 0.7 岁，骨龄身高生长速度 5.2÷0.7=7.4（厘米／岁骨龄），达到了目标值，管理效果良好。

生长设计

至期望身高还需要增长 162-119.5=42.5（厘米）；假设骨龄 9.5 岁时，平均生长潜能 20 厘米，该儿童年龄的身高第 25 百分位数，低于平均水平 1 个主百分位数水平，青春期身高潜能需要折扣 3 厘米，在骨龄 9.5 岁之前还需要增长的身高为 42.5 -（20-3）=25.5（厘米）；在此之前剩余骨龄为 9.5-6=3.5（岁）；需要达到的目标骨龄身高生长速度为 25.5÷3.5=7.3（厘米／岁骨龄）。

管理方案

继续采用 1+2+3 号方案。

效果评估

8 岁时，身高 125.3 厘米，第 25 百分位数，增长值 5.8 厘米，为平均增长值的 96％；体重 21.7 千克，增长 1.5 千克，为平均增长值的 57%；骨龄 6.6 岁，骨龄身高第 75 百分位数，对应的成年身高 162 厘米；骨龄增长值 0.6 岁，骨龄身高生长速度 5.8÷0.6=9.7（厘米 / 岁骨龄），超过了目标值，管理效果良好。

生长设计

至期望身高还需要增长 162-125.3=36.7（厘米）；假设骨龄 9.5 岁时，平均生长潜能 20 厘米，该儿童年龄的身高第 25 百分位数，低于平均水平 1 个主百分位数水平，青春期身高潜能需要折扣 3 厘米，在骨龄 9.5 岁之前还需要增长的身高为 36.7－（20-3）=19.7（厘米）；在此之前剩余骨龄为 9.5-6.6=2.9（岁）；需要达到的目标骨龄身高生长速度为 19.7÷2.9=6.8（厘米 / 岁骨龄）。

管理方案

继续采用 1+2+3 号方案。

效果评估

9 岁时，身高 130.4 厘米，第 25 百分位数，增长值 5.1 厘米，为平均增长值的 91％；体重 25.5 千克，增长 3.8 千克，为平均增长值的 129％；骨龄 7.9 岁，骨龄身高第 50 百分位数至第 75 百分位数，对应的成年身高 158 ～ 162 厘米；骨龄增长值 1.3 岁，骨龄身高生长速度 5.1÷1.3=3.9（厘米 / 岁骨龄），低于目标值，近一年管理效果不佳。

生长设计

至期望身高还需要增长 162-130.4=31.6（厘米）；假设骨龄 9.5 岁时，平均生长潜能 20 厘米，该儿童年龄的身高第 25 百分位数，低于平均水平 1 个主百分位数水平, 青春期身高潜能需要折扣 3 厘米, 在骨龄 9.5 岁之前还需要增长的身高为 31.6 -（20-3）=14.6（厘米）; 在此之前剩余骨龄为 9.5-7.9=1.6（岁）; 需要达到的目标骨龄身高生长速度为 14.6÷1.6=9.1（厘米/岁骨龄）。

管理方案

该儿童近两年的身高生长速度均稍低于平均水平, 和遗传身高相符, 却低于期望身高水平。可以采用的调整方案为, 建议做维生素 D 检测, 根据检测结果, 调整维生素 D 补充量达到每天 1200 国际单位或以上和维生素 A 补充量 3000 国际单位, 将维生素 D 水平维持在 50 ng/ml 和期望身高匹配的水平。调整睡眠时间、保障睡眠时间和质量, 增加运动, 保持良好情绪。

该儿童近一年体重增长速度远高于身高生长速度, 最近一年未达到目标骨龄身高生长速度的主要原因为骨龄增长过速。应加强 2 号方案的实施, 最好控制体重一年增长值在 1.2 千克以内, 并调整饮食。建议中医专科就诊, 酌情采用 4 号方案, 尽量延长青春期前的生长时间。

[案例 39]

基本情况

江苏女孩, 遗传身高 157 厘米, 期望身高 165 厘米。6 岁时, 身高 117 厘米, 体重 20.5 千克, 骨龄 6 岁。25-OH-D 水平为 35 ng/ml, 超声骨密度为第 25 百分位数。

分析和评价

身高第 50 百分位数, 遗传身高第 25 百分位数, 遗传潜能发挥较好; 体重第 50 百分位数, 匀称体形; 骨龄和年龄一致, 骨龄身高第 25 百分位数至第 50 百分位数, 对应的成年身高 154 ~ 158 厘米, 实现期望身高难度很大。维生素 D 和钙营养均为正常范围偏低水平。

生长设计

当前身高至期望身高的差距 165-117=48（厘米）; 假设骨龄 9.5 岁进入青春期

后平均生长潜能 20 厘米,该儿童骨龄身高不足第 50 百分位数,扣除 1.5 厘米,至青春期需要增长 48-（20-1.5）=29.5（厘米）；剩余骨龄 9.5-6 = 3.5（岁）；至青春期前需要达到的骨龄身高生长速度为 29.5÷3.5=8.4（厘米/岁骨龄）。

管理方案

采用 1+2+3 号方案。其中,每天营养素补充量为维生素 A2000 国际单位、维生素 D700 国际单位、钙 300 毫克。

效果评估

7 岁时,身高 124 厘米,第 50 百分位数至第 75 百分位数,一年增长 7 厘米,为平均增长值的 118%；其中前 3 个季度增长 6 厘米,最近 3 个月增长 1 厘米；体重 22 千克,第 50 百分位数,增长 1.5 千克,为平均增长值的 66%；骨龄 6.8 岁,骨龄身高第 50 百分位数,对应的成年身高 158 厘米；骨龄增长 0.8 岁,骨龄身高生长速度为 7÷0.8=8.8（厘米/岁骨龄）。达到了设计的目标骨龄身高生长速度。

最近 3 个月身高生长速度较为缓慢,尚不能确定为异常,因为身高生长为非匀速,且干预的一年,骨龄身高生长速度达到了设计的水平。管理效果良好。

25-OH-D 为 29 ng/ml,超声骨密度第 50 百分位数,均维持在正常水平,维生素 D 仍为偏低水平,钙营养状况有所改善。

生长设计

至期望身高还需要增长 165-124=41（厘米）；假设骨龄 9.5 岁时,平均生长潜能 20 厘米,在骨龄 9.5 岁之前还需要增长的身高为 41-20=21（厘米）；在此之前剩余骨龄为 9.5-6.8=2.7（岁）；需要达到的目标骨龄身高生长速度为 21÷2.7=7.8（厘米/岁骨龄）。

后续管理方案

继续采用 1+2+3 号方案。每月监测身高和体重,一年后监测骨龄,根据监测结果调整管理方案。

[案例 40]

基本情况

北京女孩，遗传身高 160 厘米，期望身高 168 厘米。5.5 岁时，身高 121 厘米，体重 20.5 千克，骨龄 5.7 岁。

分析和评价

身高第 90 百分位数，体重第 50 百分位数，骨龄略高于年龄，骨龄身高第 85 百分位数，对应的成年身高 164 厘米，和期望身高差距 4 厘米。

生长设计

至期望身高还需要增长 168−121=47（厘米）；假设骨龄 9.5 岁时，平均生长潜能 20 厘米，在骨龄 9.5 岁之前还需要增长的身高为 47−20=27（厘米）；在此之前剩余骨龄为 9.5−5.7=3.8（岁）；需要达到的目标骨龄身高生长速度为 27÷3.8=7.1（厘米／岁骨龄）。

管理方案

采用 1+2+3 号方案。

效果评估

6.5 岁时，身高 127.5 厘米，第 90 百分位数，增长 6.5 厘米，为平均增长值的 110%；体重 22.2 千克，增长 1.7 千克，为平均增长值的 81%；骨龄 7 岁，骨龄身高第 79 百分位数，对应的成年身高 163 厘米；骨龄增长 1.3 岁，骨龄身高生长速度为 6.5÷1.3=5（厘米／岁骨龄），未达到设计的目标值。

该儿童身高生长速度已经达到中上水平，因为骨龄发育速度过快而降低了身高生长效能。虽然体重增长值不多，但家长述该儿童运动少，推测增加的体重中体脂含量较多，对骨龄发育有促进作用，应改善。

生长设计

至期望身高还需要增长 168−127.5=40.5（厘米）；假设骨龄 9.5 岁时，平均生长潜能 20 厘米，在骨龄 9.5 岁之前还需要增长的身高为 40.5−20=20.5（厘米）；在此之前剩余骨龄为 9.5−7=2.5（岁）；需要达到的目标骨龄身高生长速度为 20.5÷2.5=8.2（厘米/岁骨龄）。

管理方案

继续采用 1+2+3 号方案，重点为 2 号方案。

效果评估

7.5 岁时，身高 135.5 厘米，第 97 百分位数，增长 8 厘米，为平均增长值的 129%；体重 25.3 千克，增长 3.1 千克，为平均增长值的 124%；骨龄 8 岁，骨龄身高第 86 百分位数，对应的成年身高 164 厘米；骨龄增长 1 岁，骨龄身高生长速度为 8÷1=8（厘米/岁骨龄），基本达到了设计的目标值。管理效果较上一年好。

值得注意的是，该儿童为青春期前儿童，这一年身高增长值达 8 厘米的青春期生长速度，且生长速度超过遗传身高水平，同时体重增长速度超过平均值，需要警惕雌激素对骨龄的影响，导致骨龄无法延缓的结果，不利于实现期望身高。

生长设计

至期望身高还需要增长 168−135.5=32.5（厘米）；假设骨龄 9.5 岁时，平均生长潜能 20 厘米，在骨龄 9.5 岁之前还需要增长的身高为 32.5−20=12.5（厘米）；在此之前剩余骨龄为 9.5−8=1.5（岁）；需要达到的目标骨龄身高生长速度为 12.5÷1.5=8.3（厘米/岁骨龄）。

管理方案

继续采用 1+2+3 号方案，重点仍然为 2 号方案。

效果评估

8.5 岁时，身高 143 厘米，第 97 百分位数，增长 7.5 厘米，为平均增长值的

131%；体重 28.3 千克，增长 3 千克，为平均增长值的 109%；骨龄 9 岁，骨龄身高第 91 百分位数，对应的成年身高 165 厘米；骨龄增长 1 岁，骨龄身高生长速度为 7.5÷1=7.5（厘米／岁骨龄），未达到设计的目标值。

该儿童身高增长值已经超过正常范围高限，骨龄和年龄增长同步，属于正常生长发育状态。但是为了实现较高的期望身高，仍然需要通过延缓骨龄来实现目标骨龄身高生长速度。

生长设计

至期望身高还需要增长 168-143=25（厘米）；假设骨龄 9.5 岁时，平均生长潜能 20 厘米，在骨龄 9.5 岁之前还需要增长的身高为 25-20=5（厘米）；在此之前剩余骨龄为 9.5-8=1.5（岁）；需要达到的目标骨龄身高生长速度为 5÷1.5=3.3（厘米／岁骨龄）。

管理方案

继续采用 1+2+3 号方案，重点仍然为 2 号方案。

效果评估

该儿童 8.5～9.5 岁期间，学习压力大，学校活动多，经常晚上 8 点吃晚饭，食量大。经常忘记补充维生素 AD 和钙剂。睡眠时间晚。没有时间运动。8.7 岁时出现性征。9.5 岁时，身高 149.9 厘米，第 97 百分位数，增长 6.9 厘米，为平均增长值的 121%；体重 31.7 千克，增长 3.4 千克，为平均增长值的 106%；骨龄 10.6 岁，骨龄身高第 75 百分位数至第 90 百分位数，对应的成年身高 163 厘米；骨龄增长 1.6 岁，骨龄身高生长速度为 6.9÷1.6=4.3（厘米／岁骨龄），远低于设计的目标值。

该儿童已经进入青春期，但身高增长值停留在青春期前的速度，骨龄发育加速，导致身高生长效能降低。目前的生长发育趋势，离期望身高渐远。为了实现较高的期望身高，必须延缓骨龄以及促进身高生长速度两种方式齐头并进。

生长设计

当前身高至期望身高的差距 168-149.9=18.1（厘米）；假设骨龄 12 岁时平均

生长潜能为 5 厘米，至骨龄 12 岁需要增长的身高为 18.1−5=13.1（厘米）；至骨龄 12 岁剩余的骨龄为 12−10.6=1.4（岁）。需要达到的目标骨龄身高生长速度为 13.1÷1.4=9.4（厘米 / 岁骨龄）。

管理方案

采用 1+2+3+4 号方案，延缓骨龄是重中之重，4 号方案的具体应用，需咨询中医专科医生意见。

效果评估

10 岁时，身高 156.5 厘米，第 97 百分位数，半年增长 6.6 厘米，为平均增长值的 213%；体重 33.9 千克，半年增长 2.2 千克，为平均增长值的 116%，每厘米身高增长体重 0.3 千克；骨龄 11.2 岁，骨龄身高第 91 百分位数，对应的成年身高 165 厘米；骨龄增长 0.6 岁，骨龄身高生长速度为 6.6÷0.6=11（厘米 / 岁骨龄），达到了设计的目标值。身高管理效果良好。

该儿童身高增长值已经超过正常范围高限，骨龄和年龄增长同步，属于正常生长发育状态。但是为了实现较高的期望身高，仍然需要通过延缓骨龄来实现目标骨龄身高生长速度。

生长设计

至期望身高还需要增长 168−156.5=11.5（厘米）；假设骨龄 12 岁时，平均生长潜能 5 厘米，在骨龄 12 岁之前还需要增长的身高为 11.5−5=6.5（厘米）；在此之前剩余骨龄为 12−11.2=0.8（岁）；需要达到的目标骨龄身高生长速度为 6.5÷0.8=8.1（厘米 / 岁骨龄）。

管理方案

继续采用 1+2+3+4 号方案，重点仍然为 2 号方案。

[案例41]

基本情况

甘肃女孩，遗传身高159厘米，期望身高165厘米。9.4岁，当前身高129厘米，体重23千克，骨龄7.2岁。

分析和评价

遗传身高第50百分位数，当前身高第10百分位数，低于遗传身高2个主百分位数水平，需要排除生长迟缓的风险；体重第3百分位数，苗条体形；骨龄和年龄差距2.2岁，结合身高生长速度和生长水平，要排除生长迟缓的风险；骨龄身高第75百分位数，对应的成年身高162厘米，和期望身高差距3厘米。

生长设计

当前身高至期望身高的差距165-129=36（厘米）；假设骨龄9.5岁进入青春期后生长潜能14厘米（当前身高第10百分位数，折扣6厘米），至青春期需要增长的身高为36-14=22（厘米）；剩余骨龄为9.5-7.2＝2.3（岁）；至青春期前需要达到的骨龄身高生长速度为22÷2.3=9.6（厘米/岁骨龄）。难度很大。

分析和评价

当前骨龄落后年龄2.2岁，当前身高低于遗传身高2个主百分位数区间，家长感觉最近3个月身高好像没有增长。上述情况，均需要排除内分泌疾病的可能。

管理方案

采用1+2+3号方案。

●加强生长监测：每月一次固定时间晨起准确测量身高和体重，并记录。

● 饮食管理。每天摄入肉50克、蛋1个、奶500毫升，食量不够，可以补充乳清蛋白粉。

● 补充营养素。营养素的补充剂量为，维生素A4000国际单位、维生素D1400国际单位、钙300毫克。

● 控制体重。2 号方案的应用，在于控制未来骨龄的生长速度，避免骨龄加速发育。

● 转诊指征。如果管理 3 个月后，身高生长速度低于 1 厘米，建议去内分泌专科就诊。

[案例 42]

基本情况

吉林女孩，遗传身高 158 厘米，期望身高 160 厘米。6.5 岁，身高 123 厘米，体重 25.6 千克。骨龄 7.2 岁。

分析和评价

遗传身高第 25 百分位数，当前身高第 75 百分位数；体重第 90 百分位数，粗壮体形；骨龄大于年龄 0.7 岁，差值为正常范围；骨龄身高第 25 百分位数，对应的成年身高 155 厘米。

生长设计

当前身高至期望身高的差距 160-123=37（厘米）；假设骨龄 9.5 岁进入青春期后生长潜能为 20-3=17（厘米）（骨龄身高第 25 百分位数，扣除 3 厘米），至青春期需要增长 37-17=20（厘米）；剩余骨龄 9.5-7.2=2.3（岁）；需要达到的骨龄身高生长速度 20÷2.3=8.7（厘米／岁骨龄）。因该儿童遗传身高在平均水平以下，要达到平均以上的生长速度，难度较大。体重控制和骨龄延缓是干预的重点内容。

管理方案

采用 1+2+3 号方案。

效果评估

9 岁时，身高 140 厘米，第 75 百分位数；两年半身高增长 17 厘米，为平均增长值的 115%。该儿童遗传身高低于平均水平，能实现高于平均值的身高生长速度，说明管理效果良好，也提示身高生长速度未来难以再提高；体重 34 千克，与身高同期增长 8.4 千克，为平均增长值的 124%，超过身高的增长速度。

8.5 岁时开始有乳房发育；骨龄 10.1 岁，大于年龄 1.1 岁，比管理初始时骨龄大于年龄的差值增大，提示骨龄加速发育；骨龄身高第 50 百分位数，对应的成年身高 158 厘米，和期望身高差距 2 厘米；骨龄增长 10.1-7.2=2.9（岁），同期身高增长 17 厘米，骨龄身高生长速度为 5.8 厘米，远低于 8.7 厘米的设计目标。

尽管当前骨龄身高水平第 50 百分位数，但如果之前两年半时间骨龄增长 2.9 岁的骨龄发育速度继续持续，未来青春期受雌激素影响，骨龄发育速度将高于身高生长速度，最终难以实现期望身高。对于未来成年身高的预测，骨龄身高生长速度的价值高于骨龄身高水平。

后续生长设计

当前身高至期望身高的差距 160-140=20（厘米）；假设骨龄 12 岁后生长潜能 5 厘米，之前需要增长 20-5=15（厘米）；剩余骨龄 12-10.1 = 1.9（岁）；需要达到的骨龄身高生长速度 15÷1.9=7.9（厘米／岁骨龄）。此速度高于该儿童之前 5.8 厘米的骨龄身高生长速度，因此，未来，延缓骨龄仍是实现期望身高的重中之重。

后续管理方案

采用 1+2+3+4 号方案，其中 4 号方案的具体应用需征询中医专科医生的建议。每月监测身高和体重，必要时半年后监测骨龄，根据监测结果酌情调整管理方案。

[案例 43]

基本情况

上海女孩，遗传身高 155 厘米，期望身高 160 厘米。5 岁初诊，当时身高 108.3 厘米，体重 17.2 千克，骨龄 5.1 岁。

分析和评价

遗传身高第 10 百分位数，年龄身高第 25 百分位数，身高潜能发挥良好；体重第25百分位数,骨龄和年龄一致,骨龄身高第25百分位数,对应的成年身高154厘米,和期望身高差距6厘米,实现期望身高难度很大。

生长设计

至期望身高尚需增长 160-108.3=51.7（厘米），年龄身高和骨龄身高均为第25百分位数，假设骨龄 9.5 岁进入青春期后生长潜能为 20-3=17（厘米），尚需增长 51.7-17=34.7（厘米），剩余骨龄 9.5-5.1=4.4（岁），需要达到的骨龄身高生长速度为 34.7÷4.4=7.9（厘米／岁骨龄）。这一速度高于该儿童正常年身高增长速度的高限，故需要延缓骨龄方可达到这一设计目标。

管理方案

采用 1+2+3 号方案。该儿童开始舞蹈训练作为运动管理的内容，每周训练 2 次，每次 1 小时。

效果评估

6 岁复诊，身高 114.5 厘米，第 25 百分位数；一年身高增长 6.2 厘米，为平均增长值的 97%，超过遗传身高水平的速度；体重增长 1.2 千克，为平均增长值的 57%；骨龄 5.8 岁，骨龄身高接近第 50 百分位数，对应的成年身高 157 厘米；骨龄增长 0.7 岁，骨龄身高生长速度为 6.2÷0.7=8.9（厘米／岁骨龄），达到了 7.9 厘米的设计目标。身高生长速度的促进和骨龄的延缓两方面效果都较好，管理效果佳。

生长设计

至期望身高尚需增长 160-114.5=45.5（厘米），年龄身高和骨龄身高均为第 25 百分位数，假设骨龄 9.5 岁进入青春期后生长潜能为 20-3=17（厘米），尚需增长 45.5-（20-3）=28.5（厘米），剩余骨龄 9.5-5.8=3.7（岁），需要达到的骨龄身高生长速度为 28.5÷3.7=7.7（厘米／岁骨龄）。

管理方案

继续采用 1+2+3 号方案。

效果评估

7 岁时，身高 121 厘米，第 25 百分位数；一年身高增长 6.5 厘米，为平均增长值的 110%，超过了平均生长速度，且较上一年身高生长速度快，管理效果良好；体重增长 0.9 千克，为平均增长速度的 40%，体重增长速度低于身高生长速度，有利于期望身高的实现，管理效果佳；骨龄 6.4 岁，骨龄身高水平第 60 百分位数，对应的成年身高 160 厘米。骨龄增长 0.6 岁，骨龄身高生长速度为 6.5÷0.6=10.8（厘米/岁骨龄），超过了设计的目标值，管理效果良好。

此时，家长述孩子很有舞蹈天分，期望身高增至 165 厘米。

生长设计

当前身高至期望身高的差距 165-121=44（厘米），假设骨龄 9.5 岁后生长潜能 20-3=17（厘米）（年龄身高第 25 百分位数，故扣除青春期潜能 3 厘米），至骨龄 9.5 岁之前需要增长的身高为 44-17=27（厘米），剩余骨龄为 9.5-6.4=3.1（岁），需要达到的目标骨龄身高生长速度为 27÷3.1=8.7（厘米/岁骨龄）。

管理方案

继续原管理方案。

效果评估

8 岁时，身高 127 厘米，第 25 百分位数；身高增长 6 厘米，为平均增长值的 100%，虽然不及前一年的生长速度，但超过了遗传身高的速度，生长潜能发挥良好；体重增长 2.3 千克，为平均增长值的 88%，低于身高的增长速度，但不如前一年体重控制效果好；骨龄 7.3 岁，骨龄身高第 50 百分位数，对应的成年身高 158 厘米；骨龄增长 0.9 岁，骨龄身高生长速度为 6÷0.9=6.7（厘米/岁骨龄），低于设计的目标值。未达到目标的主要原因是骨龄延缓不利，若骨龄增长仅 0.7 岁，则骨龄身高生长速度为 6÷0.7=8.6（厘米/岁骨龄），接近目标值。

家长咨询，可否使用生长激素助其女儿实现期望身高。

生长设计

当前身高至期望身高的差距 165-127=38（厘米），假设骨龄 9.5 岁后生长潜能 20-3=17（厘米）（年龄身高第 25 百分位数，故扣除青春期潜能 3 厘米），至骨龄 9.5 岁之前需要增长的身高为 38-（20-3）=21（厘米），剩余骨龄为 9.5-7.3=2.2（岁），需要达到的目标骨龄身高生长速度为 21÷2.2=9.5（厘米/岁骨龄）。

管理方案

该儿童近一年身高生长速度为 6 厘米，已经超过遗传身高水平，说明生长激素为正常状态。在这种情况下，即便使用生长激素，可能促进身高生长速度的效果不佳，不建议药物干预。该儿童未来一年身高管理的主要内容是延缓骨龄发育速度。若下一年身高生长速度继续维持 6 厘米，则骨龄增长值应控制在 0.6 岁才能达到设计的骨龄身高生长速度目标。建议未来应加强体重控制，延缓骨龄生长。

后续建议采用 1+2+3+4 号方案进行身高管理，其中 4 号方案的具体应用，应咨询中医专科医生。

[案例 44]

基本情况

广东女童，遗传身高 150 厘米，期望身高 162 厘米。6.5 岁，身高 118.5 厘米，体重 20.2 千克，骨龄 5.8 岁。睡眠一般，晚上十点半前入睡，每天能吃肉 50 克，每天摄入奶量不足 500 毫升。运动量尚可，3 岁后未补充维生素 D 和钙。

分析和评价

身高第 25 百分位数，遗传身高第 3 百分位数，当前身高超过遗传身高水平，提示身高生长潜能发挥良好；体重第 25 百分位数，匀称体形；骨龄小于年龄 0.7 岁，差值在正常范围；骨龄身高第 25 百分位数，对应的成年身高 154 厘米，和期望身高差距 8 厘米，实现期望身高难度很大。

生长设计

当前身高至期望身高的差距 162−118.5=43.5（厘米），假设骨龄 9.5 岁后生长潜能 20−3=17（厘米）（年龄身高第 25 百分位数，故扣除青春期潜能 3 厘米），至骨龄 9.5 岁之前需要增长的身高为 43.5−（20−3）=26.5（厘米），剩余骨龄为 9.5−5.8=3.7（岁），需要达到的目标骨龄身高生长速度为 26.5÷3.7=7.2（厘米／岁骨龄）。

管理方案

采用 1+2+3 号方案。

效果评估

管理一年后，该儿童 7.5 岁时，身高 123.5 厘米，第 25 百分位数；身高增长 5 厘米，为平均增长值的 80%，低于平均速度，和遗传身高水平相当；每天晚上十点半至 11 点入睡，每天摄入肉 100 克、奶 250 毫升，没有每天补充维生素 D 和钙，每天运动 1 小时；综上所述，尚可采用适宜的营养素补充来促进身高生长速度。

体重增长 2.5 千克，为平均增长值的 100%，体重增长速度高于身高生长速度，对实现期望身高不利。

骨龄 7.1 岁，和年龄的差值为 0.4 岁，骨龄小于年龄的优势较前一年降低；骨龄身高第 3 百分位数，骨龄身高水平较前一年降低 2 个主百分位数水平，对应的成年身高 146 厘米，和期望身高差距 16 厘米，实现期望身高的可能性较前一年明显降低；骨龄增长 1.3 岁，骨龄身高生长速度为 5÷1.3=3.8（厘米／岁骨龄），远低于 7.2 厘米的设计目标值。

未达到目标的主要原因为骨龄增长速度过快，在年身高生长速度为 5 厘米的情况下，骨龄发育速度须延缓至 0.7 岁，才能达到目标值。

生长设计

当前身高至期望身高的差距 162−123.5=38.5（厘米），假设骨龄 9.5 岁后生长潜能 20−9=11（厘米）（骨龄身高第 3 百分位数，故扣除青春期潜能 9 厘米），至骨龄 9.5 岁之前需要增长的身高为 38.5−（20−9）=27.5（厘米），剩余骨龄为 9.5−7.1=2.4（岁），需要达到的目标骨龄身高生长速度为 27.5÷2.4=11.5（厘米／岁骨龄）。

管理方案

如果未来一年身高生长速度仍然为 5 厘米，则骨龄发育速度必须延缓至 0.4 岁，才能达到设计的目标值。采用 1+2+3+4 号方案，其中 4 号方案的具体应用，应咨询中医专科医生。

[案例 45]

基本情况

江苏女孩，遗传身高 157 厘米，期望身高 160 厘米。7 岁，身高 115 厘米，前一年身高增长 4.5 厘米，体重 17 千克，骨龄 5.5 岁。

分析和评价

身高第 3 百分位数，遗传身高第 50 百分位数，身高生长潜能发挥不良，当前身高低于遗传身高 3 个主百分位数水平，需排除影响生长的疾病；体重第 3 百分位数，匀称体形；骨龄小于年龄 1.5 岁，差值尚在正常范围；骨龄身高第 50 百分位数，对应的成年身高 158 厘米，若身高管理得当，有望实现期望身高。

生长设计

当前身高至期望身高的差距 160-115=45（厘米），假设骨龄 9.5 岁后生长潜能 20-3=17（厘米）（年龄身高第 3 百分位数，故扣除青春期潜能 9 厘米），至骨龄 9.5 岁之前需要增长的身高为 45－（20-9）=34（厘米），剩余骨龄为 9.5-5.5=4（岁），需要达到的目标骨龄身高生长速度为 34÷4=8.5（厘米／岁骨龄）。

管理方案

采用 1+2+3 号方案。该儿童一年的身高增长值无法达到 8.5 厘米，故需要延缓骨龄来实现目标骨龄身高生长速度。每月监测身高和体重，若 3 个月身高增长值低于 1 厘米，则尽快去内分泌专科就诊，排除疾病。

若一年身高增长值为 4 厘米以下，同样尽快去内分泌专科就诊，排除疾病。若一年身高增长值为 4 厘米，骨龄必须延缓至 0.5 岁以下，方可实现设计的目标骨龄身高生长速度。

[案例46]

基本情况

江西女孩，遗传身高157厘米，期望身高164厘米。10.5岁，身高139厘米，体重31.6千克，骨龄9岁。

分析和评价

身高第25百分位数，遗传身高第25百分位数，身高潜能没有充分发挥；体重第25百分位数，匀称体形；骨龄小于年龄1.5岁，差值为正常范围；骨龄身高第75百分位数，对应的成年身高162厘米。

生长设计1

当前身高至期望身高的差距164-139=25（厘米），假设骨龄9.5岁后生长潜能20-3=17（厘米）（年龄身高第25百分位数，故扣除青春期潜能3厘米），至骨龄9.5岁之前需要增长的身高为25 -（20-3）=8（厘米），剩余骨龄为9.5-9=0.5（岁），需要达到的目标骨龄身高生长速度为8÷0.5=16（厘米／岁骨龄）。

这一设计的目标骨龄身高生长速度极难实现，即进入青春期前需要用余下的半岁骨龄增长8厘米身高。

生长设计2

当前身高至期望身高的差距164-139=25（厘米），假设骨龄12岁后生长潜能5厘米，至骨龄12岁之前需要增长的身高为25-5=20（厘米），剩余骨龄为12-9=3（岁），需要达到的目标骨龄身高生长速度为20÷3=6.7（厘米／岁骨龄）。

这一设计的目标骨龄身高生长速度较容易实现，即骨龄12岁之前，需要用余下的3岁骨龄增长20厘米身高，平均每岁骨龄增长6.7厘米身高。

管理方案

采用 1+2+3 号方案,促进身高生长速度和延缓骨龄发育速度齐头并进,尽量延长青春期前身高生长时间。每月监测身高,每周监测体重,每年监测骨龄,可以设计的生长阶段为:骨龄 9.5 ～ 10.5 岁增长身高 8 厘米,骨龄 10.5 ～ 11.5 岁增长身高 8 厘米,骨龄 11.5 ～ 12 岁增长身高 4 厘米。

第四节

青春期儿童身高管理案例

青春期儿童生长特点

● 骨龄偏大,生长潜能低。

● 成长环境不佳(睡眠不足、运动不够、学业压力大)。

● 雌激素水平高,食欲旺盛。

● 骨龄发育速度快。

● 生长突增主要体现在体重方面,部分儿童无身高生长突增。

青春期儿童身高管理要点

● 根据骨龄进行身高生长潜能评价。

● 根据身高潜能,设计生长模式。

● 延缓骨龄的体重增速为低于每厘米身高 0.3 千克。

● 加强骨龄监控,可每半年监测 1 次。

● 生长速度较快时需关注骨质健康。

● 强调各类营养素的补充,可至最大耐受量。

● 根据期望身高和专科医生意见,酌情选择临床干预方法。

1. 青春期男童身高管理案例

[案例47]

基本情况

重庆男孩，遗传身高 168 厘米，期望身高 175 厘米。12 岁，身高 155.5 厘米，体重 49 千克，骨龄 12.3 岁。11.5～12 岁，身高增长 2 厘米，体重增长 3.8 千克。

分析和评价

身高第 50 百分位数，遗传身高第 25 百分位数，身高生长潜能发挥良好；体重第 75 百分位数，粗壮体形；骨龄大于年龄 0.3 岁，骨龄身高第 50 百分位数，对应的成年身高 172 厘米，和期望身高差 3 厘米。

生长设计

当前身高至期望身高的差距 175-155.5=19.5（厘米），假设骨龄 14 岁后生长潜能 5 厘米，至骨龄 14 岁之前需要增长的身高为 19.5-5=14.5（厘米），剩余骨龄为 14-12.3=1.7（岁），需要达到的目标骨龄身高生长速度为 14.5÷1.7=8.5（厘米/岁骨龄）。

管理方案

采用 1+2+3 号方案。每天执行运动计划，保障每天摄入 50 克肉、500 毫升奶、1 个鸡蛋，减少主食的摄入量，不吃水果。执行 2 号方案的饮食调整内容。

效果评估

12.5 岁时，身高 159 厘米，半年增长 3.5 厘米；体重 47 千克，减轻 2 千克；骨龄 12.5 岁，骨龄增长 0.2 岁，骨龄身高生长速度为 3.5÷0.2=17.5（厘米/岁骨龄），超过了设计的目标值，管理效果良好。处于青春期的儿童，半年时间身高增长 3.5 厘米，属于正常的速度，且明显快于管理前半年增长 2 厘米的速度。体重降低 2 千克，对于青春期的儿童实属不易，且明显优于管理前半年体重增长 3.8 千克的管理效果。

骨龄仅增长 0.2 岁，是能达到设计目标值的重要因素。该儿童管理前骨龄大于年龄 0.3 岁，说明骨龄与年龄同步。管理半年时间，年龄增加 0.5 岁，骨龄增长 0.2 岁，骨龄发育速度得到明显延缓。

管理方案

继续采用 1+2+3 号方案。

生长设计

当前身高至期望身高的差距 175-159=16（厘米），假设骨龄 14 岁后生长潜能 5 厘米，至骨龄 14 岁之前需要增长的身高为 16-5=11（厘米），剩余骨龄为 14-12.5=1.5（岁），需要达到的目标骨龄身高生长速度为 11÷1.5=7.3（厘米／岁骨龄）。

效果评估

13 岁时，身高 162.2 厘米，半年增长 3.2 厘米，继续保持较快的生长速度；体重 47.4 千克，半年增长 0.4 千克；骨龄 12.9 岁，骨龄身高第 75 百分位数，对应的成年身高 175 厘米；半年骨龄增长 0.4 岁，骨龄身高生长速度为 3.2÷0.4=8（厘米／岁骨龄），达到了设计的目标值，管理效果良好。

管理方案

继续采用 1+2+3 号方案。

生长设计

当前身高至期望身高的差距 175-162.2=12.8（厘米），假设骨龄 14 岁后生长潜能 5 厘米，至骨龄 14 岁之前需要增长的身高为 12.8-5=7.8（厘米），剩余骨龄为 14-12.9=1.1（岁），需要达到的目标骨龄身高生长速度为 7.8÷1.1=7.1（厘米／岁骨龄）。

效果评估

13.5 岁时，身高 165.3 厘米，半年增长 3.1 厘米，继续保持原来的生长速度；

体重 47.1 千克，半年体重基本无变化；骨龄 13.2 岁，骨龄身高第 75 百分位数，对应的成年身高 175 厘米；半年骨龄增长 0.4 岁，骨龄身高生长速度为 3.1÷0.4=7.8（厘米/岁骨龄），达到了设计的目标值，管理效果良好。

后续管理方案

继续采用 1+2+3 号方案。

后续生长设计和趋势分析

当前身高至期望身高的差距 175-165.3=9.7（厘米），假设骨龄 14 岁后生长潜能 5 厘米，至骨龄 14 岁之前需要增长的身高为 9.7-5=4.7（厘米），剩余骨龄为 14-13.2=0.8（岁）。至骨龄 14 岁之前，需要用余下的 0.8 岁骨龄增长身高 4.7 厘米。根据之前的身高生长速度和骨龄发育速度，应能达到目标。但在未达到期望身高之前，促进身高生长速度和延缓骨龄发育速度的各项措施均须严格执行。

[案例 48]

基本情况

湖南男孩，遗传身高 168 厘米，期望身高 172 厘米。11 岁，身高 132.8 厘米，体重 30 千克，骨龄 11.6 岁。

分析和评价

遗传身高第 50 百分位数，当前身高第 3 百分位数，遗传潜能未充分发挥，当前身高低于遗传身高 3 个主百分位数水平，需要排除影响身高疾病的风险。体重第 10 百分位数，粗壮体形。骨龄大于年龄 0.6 岁，骨龄身高小于第 3 百分位数，对应的成年身高低于 160 厘米。

生长设计

当前身高和期望身高的差距 172-132.8=39.2（厘米）；至骨龄 14 岁时，平均生长潜能 5 厘米；至骨龄 14 岁时需要增长的身高为 39.2-5=34.2（厘米），剩余骨龄为 14-11.6=2.4（岁），需要达到的目标骨龄身高生长速度为 34.2÷2.4=14.3（厘米/岁骨龄）。实现该目标难度极大。如果一年时间身高生长速度为 5 厘米，一年时间骨龄只能增长 0.3 岁，才能达到设计的目标值。

管理方案

采用 1+2+3 号方案为基础方案。如果孩子和家长对实现期望身高的愿望强烈，和中医医生商量，是否有采用 4 号方案的可能；和内分泌医生商量，是否有采用 5 号方案的可能。

[案例 49]

基本情况

北京男孩，遗传身高 170 厘米，期望身高 180 厘米。6 岁，身高 126.5 厘米，体重 25.2 千克，骨龄 7 岁。

分析和评价

遗传身高第 25 百分位数至第 50 百分位数，当前身高第 97 百分位数，遗传潜能发挥良好；体重第 90 百分位数，苗条体形；骨龄比年龄大 1 岁，差值在正常范围，骨龄身高第 50 百分位数，对应的成年身高 172 厘米，和期望身高差距 8 厘米，实现期望身高难度很大。

生长设计

当前身高至期望身高的差距 180-126.5=53.5（厘米），假设骨龄 11.5 岁后生长潜能 23 厘米，至骨龄 11.5 岁之前需要增长的身高为 53.5-23=30.5（厘米），剩余骨龄为 11.5-7=4.5（岁），需要达到的目标骨龄身高生长速度为 30.5÷4.5=6.8（厘米/岁骨龄）。

管理方案

采用 1+2+3 号方案。

●均衡膳食，每天 1 个鸡蛋，每天 50 克肉，不用多吃；每天喝奶 500 毫升；每天摄入主食 100～200 克，每天摄入蔬菜和水果 500 克左右。少吃或者不吃油炸食品、甜食、甜饮料等。

● 每天补充 500 国际单位的维生素 D 和 1500 国际单位维生素 A。

● 保证每天晚 10 点前入睡，夜间不起夜。夜间睡眠时间保证 8 小时或更多。

● 保持参加学校的体育活动。家长选择跳绳为孩子的课外运动方式，每天晚上跳绳 1 小时。

● 每天尽量多表扬孩子；没有特殊原因，不要责骂孩子，更不要体罚孩子。保持孩子愉悦的情绪。每次考试后，如果孩子考试成绩不理想，不要责骂孩子，应分析原因，寻找未来的解决方法。重过程，轻结果。莫问收获，但向耕耘。

效果评估

管理两年后，8 岁时，身高 136.8 厘米，第 75 百分位数；两年身高增长 10.2 厘米，为平均增长值的 83％；体重 36.5 千克，增长 9.3 千克，为平均增长值的 158％；骨龄 9.1 岁，骨龄身高第 50 百分位数；两年时间骨龄增长 2.1 岁，骨龄身高生长速度为 10.2÷2.1=4.9（厘米／岁骨龄），未达到 6.8 厘米的设计目标值。促进身高生长速度和延缓骨龄发育速度两方面的管理效果均不佳。

生长设计

当前身高至期望身高的差距 180-136.8=43.2（厘米），假设骨龄 11.5 岁后生长潜能 23 厘米，至骨龄 11.5 岁之前需要增长的身高为 43.2-23=20.2（厘米），剩余骨龄为 11.5-9.1=2.4（岁），需要达到的目标骨龄身高生长速度为 20.2÷2.4=8.4（厘米／岁骨龄）。

管理方案

采用 1+2+3 号方案，其中控制体重增长速度为重点，增加维生素 AD 和钙的补充量。家长继续带孩子练习花样跳绳，每天晚上跳绳 1～2 小时。

效果评估

10 岁时，身高 149.1 厘米，第 90 百分位数；两年时间身高增长 12.3 厘米，为平均增长值的 120%，较上一阶段身高生长速度加快；体重 43.6 千克，增长 7.1 千克，为平均增长值的 110%，较上一阶段体重增长速度减慢，低于身高生长速度，有利于延缓骨龄；骨龄 10.5 岁，较上一阶段骨龄大于年龄的差值缩小，骨龄身高第 75 百分位数，对应的成年身高 176 厘米；两年时间骨龄增长 1.4 岁，骨龄身高生长速度为 12.3÷1.4=8.8（厘米／岁骨龄），达到了 8.4 厘米的设计目标值。促进身高生长速度和延缓骨龄发育速度两方面的管理效果均良好。

生长设计

当前身高至期望身高的差距 180－149.1=30.9（厘米），假设骨龄 11.5 岁后生长潜能 23 厘米，至骨龄 11.5 岁之前需要增长的身高为 30.9－23=7.9（厘米），剩余骨龄为 11.5－10.5=1（岁），需要达到的目标骨龄身高生长速度为 7.9÷1=7.9（厘米／岁骨龄）。

管理方案

继续采用 1+2+3 号方案，维生素 AD 和钙的补充量依旧。家长继续带孩子练习花样跳绳，每天晚上跳绳 1 小时，同时参加学校篮球队，每天训练 1 小时。

效果评估

12 岁时，身高 162.2 厘米，第 90 百分位数；两年时间身高增长 13.1 厘米，为平均增长值的 112%；体重 50.8 千克，增长 7.2 千克，为平均增长值的 82%，低于身高的增长速度，有利于延缓骨龄；骨龄 11.8 岁，较上一阶段骨龄大于年龄发展为骨龄小于年龄，骨龄身高第 97 百分位数，对应的成年身高 182 厘米；两年时间骨龄增长 1.3 岁，骨龄身高生长速度为 13.1÷1.3=10.1（厘米／岁骨龄），超过了 7.9 厘米的设计目标值。促进身高生长速度和延缓骨龄发育速度两方面的管理效果均良好。由于该儿童篮球技术好，家长对孩子的期望身高升至 185 厘米。

生长设计

当前身高至期望身高的差距 185-162.2=22.8（厘米），假设骨龄 14 岁后生长潜能 5 厘米，至骨龄 11.5 岁之前需要增长的身高为 22.8-5=17.8（厘米），剩余骨龄为 14-11.8=2.2（岁），需要达到的目标骨龄身高生长速度为 17.8÷2.2=8.1（厘米／岁骨龄）。

管理方案

继续采用 1+2+3 号方案，每天补充维生素 A6000 国际单位、维生素 D2000 国际单位、钙剂 500 毫克。每天篮球训练 1 ~ 2 小时，假期每天训练 2 ~ 3 小时。

效果评估

14 岁时，身高 175.1 厘米，第 90 百分位数；两年时间身高增长 12.8 厘米，为平均增长值的 91%；体重 59.5 千克，增长 8.7 千克，为平均增长值的 80%；骨龄 13.3 岁，骨龄身高第 97 百分位数，对应的成年身高 182 厘米；两年时间骨龄增长 1.5 岁，骨龄身高生长速度为 12.8÷1.5=8.5（厘米／岁骨龄），达到了 8.1 厘米的设计目标值。促进身高生长速度和延缓骨龄发育速度两方面的管理效果均可，但均有改进的空间。

一般情况下，骨龄 14 岁时，平均身高潜能 5 厘米。为了实现期望身高，需要在骨龄 14 岁之前，用余下的 0.7 岁骨龄长 5 厘米身高。从以往骨龄身高生长速度分析，应该能够达到，但各项管理措施不能松懈。

15 岁时，身高 180.5 厘米，体重 62.7 千克，骨龄 14.1 岁。

17 岁时，身高 185.7 厘米，体重 66.2 千克。实现了期望身高。

[案例 50]

基本情况

江苏男孩，遗传身高 168 厘米，期望身高 172 厘米。年龄 11.4 岁，身高 142.5 厘米，体重 34.7 千克，骨龄 11.3 岁。

分析和评价

遗传身高第 25 百分位数，当前身高第 10 百分位数，身高遗传潜能发挥不佳；体重第 25 百分位数，偏粗壮体形；骨龄和年龄一致，骨龄身高第 10 百分位数，对应的成年身高 164 厘米，和期望身高差距 8 厘米，实现期望身高难度很大。

生长设计

当前身高至期望身高的差距 172-142.5=29.5（厘米），假设骨龄 14 岁后生长潜能 5 厘米，至骨龄 11.5 岁之前需要增长的身高为 29.5-5=24.5（厘米），剩余骨龄为 14-11.3=2.7（岁），需要达到的目标骨龄身高生长速度为 24.5÷2.7=9.1（厘米／岁骨龄）。

管理方案

采用 1+2+3 号方案，其中运动训练由专业体育教练负责，每天训练 1～2 小时。

效果评估

12 岁零 5 个月时，身高 153.3 厘米，第 25 百分位数；身高增长 10.8 厘米，为平均增长速度的 150%；体重 38.5 千克，增长 3.8 千克，为平均增长速度的 74%，平均每厘米身高增长体重 0.35 千克，超过了延缓骨龄需要控制的每厘米身高增长 0.2 千克及以下的目标；骨龄 12.5 岁，骨龄身高第 25 百分位数，对应的成年身高 168 厘米；骨龄增长 1.2 岁，骨龄身高生长速度为 10.8÷1.2=9（厘米／岁骨龄），达到了设计的目标值。管理效果良好，但骨龄尚有可延缓的空间。

生长设计

当前身高至期望身高的差距 172-153.3=18.7（厘米），假设骨龄 14 岁后生长潜能 5 厘米，至骨龄 11.5 岁之前需要增长的身高为 18.7-5=13.7（厘米），剩余骨龄为 14-12.5=1.5（岁），需要达到的目标骨龄身高生长速度为 13.7÷1.5=9.1（厘米／岁骨龄）。

后续管理方案

继续采用 1+2+3 号方案。若想控制骨龄一年时间低于 1 岁，最好控制体重每厘米身高增长体重 0.2 千克。因身高增长较快，应注重维生素 AD 和钙剂补充，监测骨密度和维生素 D 水平。

未来需要注意事项

过去一年身高生长速度已达正常高限，继续维持高速生长不易。应重视控制体重增长速度，以延缓骨龄发育速度。每月监测身高和体重，半年后监测骨龄。若因为骨龄增长较快导致骨龄身高生长速度未达到目标，可以咨询中医专科医生采用 4 号方案。

[案例 51]

基本情况

辽宁男孩，遗传身高 172 厘米，期望身高 178 厘米。10 岁 8 个月，身高 150 厘米，体重 46 千克，性激素激发试验阳性，骨龄 11.7 岁。在当地医院被诊断为性早熟，采用达菲林治疗。半年后，身高 155.5 厘米，体重 48.2 千克，骨龄 12 岁。家长想停药，前来咨询医生。

分析和评价

遗传身高第 50 百分位数，10 岁零 8 个月时，身高第 90 百分位数，身高遗传潜能发挥良好；体重第 90 百分位数，匀称身材；骨龄大于年龄 1 岁，差值在正常范围，骨龄身高第 50 百分位数，对应的成年身高 172 厘米，和期望身高差距 6 厘米，实现期望身高难度较大。

生长设计

骨龄 11.7 岁时，身高 150 厘米。当前身高至期望身高的差距 178-150=28（厘米）；假设骨龄 14 岁进入青春期后生长潜能 5 厘米，需要增长 28-5=23（厘米）；剩余骨龄 14-11.7=2.3（岁）；需要达到的骨龄身高生长速度为 23÷2.3=10（厘米/

岁骨龄）。

效果评估

治疗半年，身高 155.5 厘米，身高增长 5.5 厘米，为平均增长速度的 203%，远超过平均值；骨龄 12 岁，增长 0.3 岁，为平均增长速度的 60%，低于平均值；骨龄身高生长速度为 5.5÷0.3=18.3（厘米/岁骨龄），超过了设计的目标值，说明以实现期望身高为目标的治疗效果良好。

生长设计

骨龄 12 岁，身高 155.5 厘米。当前身高至期望身高的差距 178−155.5=22.5（厘米）；假设骨龄 14 岁进入青春期后生长潜能 5 厘米，需要增长 22.5−5=17.5（厘米）；剩余骨龄 14−12=2（岁）；需要达到的骨龄身高生长速度 17.5÷2=8.8（厘米/岁骨龄）。

后续管理情况分析

继续采用 1+2+3 号方案。每月监测身高和体重，每半年监测骨龄。如果停药，身高每月能增长 0.7 厘米，且体重控制在 0.2 千克以内，可以继续采用 1+2+3 号方案管理。如果停药，半年后如果骨龄发育速度低于 0.5 岁，且骨龄身高生长速度达到设计的目标值，则可继续停药。但是停药与否，应先咨询内分泌专科医生意见。

[案例 52]

基本情况

重庆男孩，遗传身高 170 厘米，期望身高 176 厘米。年龄 11.5 岁，身高 155.5 厘米，体重 49.1 千克，骨龄 12.5 岁。

分析和评价

遗传身高第 25 百分位数，当前身高第 75 百分位数，身高遗传潜能发挥良好；体重第 75 百分位数，匀称体形；骨龄大于年龄 1 岁，差值在正常范围，骨龄身高第 50 百分位数，对应的成年身高 172 厘米，和期望身高差距 6 厘米，实现期望身高难度很大。

生长设计

当前身高至期望身高的差距 176-155.5=20.5（厘米）；假设骨龄 14 岁进入青春期后生长潜能 5 厘米，需要增长 20.5-5=15.5（厘米）；剩余骨龄 14-12.5=1.5（岁）；需要达到的骨龄身高生长速度 15.5÷1.5=10.3（厘米/岁骨龄）。

管理方案

采用 1+2+3 号方案，其中重点为 2 号方案控制体重，目标为控制体重不增。

效果评估

半年后，年龄 12 岁，身高 158.9 厘米，增长 3.4 厘米，为平均增长值的 97%；体重 47.3 千克，减少 1.8 千克。骨龄 12.8 岁，增长 0.3 岁，骨龄身高速度为 3.4÷0.3=11.3（厘米/岁骨龄）。达到了设计的目标值，管理效果良好。

生长设计

当前身高至期望身高的差距 176-158.9=17.5（厘米）；假设骨龄 14 岁进入青春期后生长潜能 5 厘米，需要增长 17.5-5=12.5（厘米）；剩余骨龄 14-12.8=1.2（岁）；需要达到的骨龄身高生长速度 12.5÷1.2=10.4（厘米/岁骨龄）。

管理方案

继续采用 1+2+3 号方案。

管理效果分析

此后的 3 个月，身高和体重的变化情况为：第 1 月，体重减少 1.8 千克、身高增长 2.7 厘米；第 2 月，体重增长 0.6 千克、身高增长 0 厘米；第 3 月，体重增长 0.4 千克、身高增长 1.4 厘米。身高和体重呈现此消彼长的现象。上述总计，管理 3 个月，身高 161.3 厘米，增长 1.4 厘米；体重 47.7 千克，增长 0.4 千克。

继续管理 3 个月后，12.5 岁时，身高 163.3 厘米，3 个月身高增长 2 厘米，6 个月身高增长 3.4 厘米，为平均增长值的 92%；体重 47.5 千克，减少 0.2 千克；骨龄 13.1 岁，增长 0.3 岁，骨龄身高生长速度为 3.4÷0.3=11.3（厘米／岁骨龄），达到了设计的目标值，管理效果良好。

生长设计

当前身高至期望身高的差距 176-163.3=12.7（厘米）；假设骨龄 14 岁进入青春期后生长潜能 5 厘米，需要增长 12.7-5=7.7（厘米）；剩余骨龄 14-13.1=0.9（岁）；需要达到的骨龄身高生长速度 7.7÷0.9=8.6（厘米／岁骨龄）。未来需要用 0.9 岁骨龄增长 7.7 厘米身高，才能达到和期望身高相符的阶段性目标。

管理方案

继续采用 1+2+3 号方案。

效果评估

半年后，13 岁时，身高 166.8 厘米，增长 3.5 厘米，为平均增长值的 89%；体重 49.1 千克，增长 1.6 千克；骨龄 13.5 岁增长 0.4 岁，骨龄身高生长速度为 3.5÷0.4=8.8（厘米／岁骨龄），达到了设计的目标值。管理效果良好。

生长设计

当前身高至期望身高的差距 176-166.8=9.2（厘米）；假设骨龄 14 岁进入青春期后生长潜能 5 厘米，需要增长 9.2-5=4.2（厘米）；剩余骨龄 14-13.5=0.5（岁）；需要达到的骨龄身高生长速度 4.2÷0.5=8.4（厘米／岁骨龄）。至骨龄 14 岁之前，需要用 0.5 岁骨龄增长 4.2 厘米身高，才能达到和期望身高相符的阶段性目标。根据之前的生长发育情况，只要坚持管理不松懈，实现期望身高的可能性较大。

管理方案

继续采用 1+2+3 号方案，每天营养素的补充剂量为，维生素 A6000 国际单位、维生素 D2000 国际单位、元素钙 500 毫克；继续控制体重，身高每增长 1 厘米，控制体重增长不超过 0.2 千克为佳。

[案例53]

基本情况

黑龙江男孩，遗传身高172厘米，期望身高178厘米。11岁，身高147厘米，体重35千克，骨龄11.4岁。管理了18个月，身高165厘米，体重45千克，骨龄13.8岁。两次比较年龄增长18个月，身高增长15厘米，体重增长10千克。当地医生请教：接下来应该怎样管理才能实现期望身高？

分析和评价

遗传身高第50百分位数，11岁时，身高第50百分位数，身高遗传潜能未充分发挥；体重第25百分位数，苗条体形；骨龄和年龄基本一致，骨龄身高第50百分位数，对应的成年身高171厘米，和期望身高差距7厘米，实现期望身高难度很大。

生长设计

当前身高至期望身高的差距178-147=31（厘米）；假设骨龄14岁进入青春期后生长潜能5厘米，需要增长31-5=26（厘米）；剩余骨龄14-11.4=2.6（岁）；需要达到的目标骨龄身高生长速度26÷2.6=10（厘米/岁骨龄）。

效果评估

12.5岁时，身高162厘米，第75百分位数，身高增长15厘米，为平均增长速度的145%，超过平均速度，管理效果良好；体重45千克，增长10千克，为平均增长速度的134%，体重增长速度虽然低于身高增长速度，但超过了平均速度，对延缓骨龄不利，管理效果欠佳；骨龄13.8岁，增长2.4岁，骨龄身高第25百分位数，对应的成年身高168厘米，和期望身高差距加大，管理效果不良；骨龄身高生长速度为15÷2.4=6.3（厘米/岁骨龄），低于10厘米的设计目标值，管理效果不佳。

该儿童过去一年半平均月身高增长值为15÷18=0.8（厘米），已经达到了青春期身高生长速度的较高水平，未来身高生长速度难以再提升，可能会有减速的趋势。年骨龄增长速度为2.4÷1.5=1.6（岁），年骨龄发育速度超过1岁，尚有延缓的可能。

根据当前骨龄，未来平均身高生长潜能5～7厘米，难以实现178厘米的期望身高。

后续管理方案

延缓骨龄为重点,可采用 2+4+6 号方案,分别请中医和内分泌专科医生制订相应的具体干预方案。同时,采用 1+3 号方案尽力维持之前的身高生长速度。

[案例 54]

基本情况

江西男孩,遗传身高 168 厘米,期望身高 175 厘米。年龄 13.8 岁,身高 156 厘米,体重 42 千克,骨龄 12 岁。

分析和评价

遗传身高第 25 百分位数,当前身高第 10 百分位数,身高遗传潜能发挥不良;体重第 10 百分位数,匀称体形;骨龄小于年龄 1.8 岁,差值尚在正常范围,骨龄身高第 75 百分位数,对应的成年身高 175 厘米,和期望身高一致。

生长设计

当前身高至期望身高的差距 175-156=19(厘米);假设骨龄 14 岁后平均生长潜能 5 厘米,需要增长 19-5=14(厘米);剩余骨龄 14-12=2(岁);需要达到的目标骨龄身高生长速度为 14÷2=7(厘米 / 岁骨龄)。

管理方案

采用 1+2+3 号方案,其中 2 号方案控制体重的目的为预防骨龄加速发育,保障目标骨龄身高生长速度的实现。体重控制的目标为身高每增长 1 厘米、控制体重增长速度低于 0.3 千克。

效果评估

管理一年,年龄 14.8 岁,身高 165 厘米,增长 9 厘米,为平均增长速度的

173%，身高促进效果良好；体重 44.5 千克，增长 2.5 千克，平均每 1 厘米身高增长体重 0.3 千克，体重控制效果良好；骨龄 12.9 岁，增长 0.9 岁，骨龄身高生长速度为 9÷0.9=10（厘米／岁骨龄）。达到了 7 厘米的设计目标值，身高管理效果良好。

生长设计

当前身高至期望身高的差距 175-165=10（厘米）；假设骨龄 14 岁后平均生长潜能 5 厘米，需要增长 10-5=5（厘米）；剩余骨龄 14-12.9=1.1（岁）；需要达到的目标骨龄身高生长速度为 5÷1.1=4.5（厘米／岁骨龄）。

管理方案

当前骨龄身高水平第 75 百分位数至第 90 百分位数，对应的成年身高 175～179 厘米，和期望身高一致。继续采用 1+2+3 号方案即可，继续进行体格生长监测和骨龄监测。

[案例 55]

基本情况

北京男孩，遗传身高 166 厘米，期望身高 172 厘米。10 岁，身高 137 厘米，体重 37.5 千克，骨龄 10.5 岁。

分析和评价

遗传身高第 10 百分位数，当前身高第 25 百分位数，身高遗传潜能发挥良好；体重第 50 百分位数，粗壮体形；骨龄大于年龄 0.5 岁，骨龄身高第 10 百分位数至第 25 百分位数，对应的成年身高 165 厘米，和期望身高差距 7 厘米，实现期望身高难度很大。

生长设计

当前身高至期望身高的差距 172-137=35（厘米）；假设骨龄 11.5 岁后平均生长潜能 23 厘米，该儿童骨龄身高第 10 百分位数至第 25 百分位数，青春期生长潜能需折扣 6 厘米，至 11.5 岁骨龄之前需要增长 35-（23-6）=18（厘米），剩余骨龄 11.5-10.5=1（岁）；需要达到的目标骨龄身高生长速度为 18÷1=18（厘米／岁骨龄）。

这一设计的目标骨龄身高生长速度几乎无法实现。

生长设计

当前身高至期望身高的差距 172-137=35（厘米）；假设骨龄 14 岁后平均生长潜能 5 厘米，至 14 岁骨龄之前需要增长 35-5=30（厘米），剩余骨龄 14-10.5=3.5（岁）；需要达到的目标骨龄身高生长速度为 30÷3.5=8.6（厘米／岁骨龄）。这一设计的目标骨龄身高生长速度相对较易实现。

管理方案

采用 1+2+3 号方案管理，其中控制体重为重点内容。

效果评估

由于该儿童运动时不慎下肢骨折，在家中休养期间，进食量增加，体重骤升。11 岁时，身高 143.5 厘米，增长 6.5 厘米，为平均增长值的 127%；体重 43 千克，增长 5.5 千克，为平均增长值的 139%；骨龄 12 岁，骨龄身高水平第 10 百分位数，对应的成年身高 164 厘米；骨龄增长 1.5 岁，骨龄身高生长速度为 6.5÷1.5=4.3（厘米／岁骨龄），低于设计的 8.6 厘米的目标值，身高管理效果不佳。

生长设计

当前身高至期望身高的差距 172-143.5=28.5（厘米）；假设骨龄 14 岁后平均生长潜能 5 厘米，至 14 岁骨龄之前需要增长 28.5-5=23.5（厘米），剩余骨龄 14-12=2（岁）；需要达到的目标骨龄身高生长速度为 23.5÷2=11.8（厘米／岁骨龄）。

管理方案

采用 1+2+3+6 号方案管理，其中 6 号方案由内分泌专科医生建议和指导，控制体重仍为重点内容。

效果评估

12.5 岁时，身高 155.7 厘米，增长 12.2 厘米，为平均增长值的 118%，身高增长速度超过了平均值，身高促进效果良好；体重 47.5 千克，增长 4.5 千克，为平均增长值的 60%，体重增长速度低于平均值、低于身高生长速度，体重控制效果良好；骨龄 13 岁，骨龄身高水平第 25 百分位数，对应的成年身高 168 厘米；骨龄增长 1 岁，骨龄身高生长速度为 12.2÷1=12.2（厘米／岁骨龄），达到了设计的目标值，身高管理效果良好。

生长设计

当前身高至期望身高的差距 172-155.7=16.3（厘米）；假设骨龄 14 岁后平均生长潜能 5 厘米，至 14 岁骨龄之前需要增长 16.3-5=11.3（厘米），剩余骨龄 14-13=1（岁）；需要达到的目标骨龄身高生长速度为 11.3÷1=11.3（厘米／岁骨龄）。至骨龄 14 岁之前，需要用余下的 1 岁骨龄，长高 11.3 厘米，难度很大。

管理方案

采用 1+2+3 号方案管理。内分泌专科医生建议，停用 6 号方案。

效果评估

13 岁时，身高 159.2 厘米，增长 3.5 厘米，为平均增长值的 89%，身高增长速度低于平均值，身高促进效果不佳；体重 49.5 千克，增长 2 千克，为平均增长值的 68%，体重增长速度低于平均值、低于身高生长速度，体重控制效果尚可；骨龄 13.4 岁，骨龄增长 0.4 岁，骨龄身高生长速度为 3.5÷0.4=8.8（厘米／岁骨龄），没有达到设计的目标值，身高管理效果不佳。

生长设计

当前身高至期望身高的差距 172-159.2=12.8（厘米）；假设骨龄 14 岁后平均生长潜能 5 厘米，至 14 岁骨龄之前需要增长 12.8-5=7.8（厘米），剩余骨龄 14-13.4=0.6（岁）。至骨龄 14 岁之前，需要用余下的 0.6 岁骨龄，长 7.8 厘米身高，难度极大。

管理方案

采用 1+2+3+5 号方案管理。其中 5 号方案的使用，为家长和内分泌专科医生反复协商后采用。

效果评估

14.5 岁时，身高 168.5 厘米，增长 9.3 厘米，为平均增长值的 106%；体重 52 千克，增长 2.5 千克；骨龄 14.2 岁。停用 5 号方案。

15 岁时，身高 170.9 厘米，体重 53 千克，骨龄 14.5 岁。

16.5 岁时，身高 173 厘米，体重 55.8 千克。实现了期望身高。

2. 青春期女童身高管理案例

[案例 56]

基本情况

湖南女孩，遗传身高 154 厘米，期望身高 160 厘米。6 岁，身高 111.5 厘米，体重 19 千克，骨龄 6.3 岁，

分析和评价

身高第 10 百分位数，遗传身高第 10 百分位数，身高生长潜能未充分发挥；体重第 25 百分位数，粗壮体形；骨龄略大于年龄，骨龄身高第 10 百分位数，对应的成年身高 150 厘米，和期望身高差距 10 厘米，实现期望身高难度极大。

生长设计

当前身高至期望身高的差距 160-111.5=48.5（厘米）；假设骨龄 9.5 岁后平均生长潜能 20 厘米，该儿童骨龄身高第 10 百分位数，青春期生长潜能需折扣 6 厘米，至 9.5 岁骨龄之前需要增长 48.5-（20-6）=34.5（厘米），剩余骨龄 9.5-6.3=3.2（岁）；需要达到的目标骨龄身高生长速度为 34.5÷3.2=10.8（厘米／岁骨龄）。

管理方案

采用 1+2+3 号方案。每天补充维生素 A3000 国际单位、维生素 D1000 国际单位、元素钙 300 毫克。每天摄入 1 个蛋、50 克肉、500 毫升奶。不吃豆制品，少吃水产品，控制甜食、水果、主食。每天夜间 10 点前入睡，减少起夜。每天运动 30 分钟，跳绳、踢毽、打球。每周监测体重，每月监测身高，每年监测骨龄。

效果评估

7 岁时，身高 118.5 厘米，第 10 百分位数；身高增长 7 厘米，为平均增长速度的 118%，身高管理初期，环境因素改善后，较大部分儿童会出现暂时的"追赶生长"现象；体重 20 千克，增长 1 千克，为平均增长速度的 44%，体重增长速度低于身高增长速度，有利于延缓骨龄；骨龄 6.6 岁，骨龄身高第 25 百分位数，对应的成年身高 154 厘米；骨龄增长 0.3 岁，骨龄身高生长速度为 $7 \div 0.3 = 23.3$（厘米/岁骨龄），超过了 10.8 厘米的目标。管理效果良好。

生长设计

当前身高至期望身高的差距 160-118.5=41.5（厘米）；假设骨龄 9.5 岁后平均生长潜能 20 厘米，该儿童骨龄身高第 10 百分位数，青春期生长潜能需折扣 6 厘米，至 9.5 岁骨龄之前需要增长 41.5-（20-6）=27.5（厘米），剩余骨龄 9.5-6.6=2.9（岁）；需要达到的目标骨龄身高生长速度为 $27.5 \div 2.9 = 9.5$（厘米/岁骨龄）。

管理方案

继续采用 1+2+3 号方案。

效果评估

8 岁时，身高 123.5 厘米，第 10 百分位数；身高增长 5 厘米，为平均增长值的 83%，生长速度与遗传身高相符，为学龄儿童的生长特点；体重 23.5 千克，增长 3.5 千克，为平均增长速度的 134%，体重增长速度高于身高生长速度，不利于延缓骨龄；骨龄 8.1 岁，骨龄身高第 10 百分位数，对应的成年身高 150 厘米；骨龄增长 1.5 岁，骨龄身高生长速度为 $5 \div 1.5 = 3.3$（厘米/岁骨龄），低于 9.5 厘米的目标。管理效果不佳，主要原因是体重增长过速，导致骨龄发育加速。

生长设计

当前身高至期望身高的差距 160-123.5=36.5（厘米）；假设骨龄 9.5 岁后平均生长潜能 20 厘米，该儿童骨龄身高第 10 百分位数，青春期生长潜能需折扣 6 厘米，至 9.5 岁骨龄之前需要增长 36.5-（20-6）=22.5（厘米），剩余骨龄 9.5-8.1=1.4（岁）；需要达到的目标骨龄身高生长速度为 22.5÷1.4=16.1（厘米／岁骨龄）。

管理方案

采用 1+2+3+4 号方案，其中 4 号方案由中医专科医生辨证施治。

效果评估

9 岁时，身高 130 厘米，第 25 百分位数；身高增长 6.5 厘米，为平均增长速度的 116%，再次呈现良好的生长速度；体重 25 千克，增长 1.5 千克，为平均增长速度的 51%；骨龄 8.5 岁，骨龄身高第 25 百分位数，对应的成年身高 154 厘米；骨龄增长 0.4 岁，骨龄身高生长速度为 6.5÷0.4=16.3（厘米／岁骨龄），达到了 16.1 厘米的目标。管理效果佳，由于身高生长速度超过平均水平、体重增长速度低于平均水平、体重增长速度低于身高生长速度，但是孩子否能实现期望身高，取决于每一阶段是否能达到设计的骨龄身高生长速度目标值。

生长设计

当前身高至期望身高的差距 160-130=30（厘米）；假设骨龄 9.5 岁后平均生长潜能 20 厘米，该儿童骨龄身高第 25 百分位数，青春期生长潜能需折扣 3 厘米，至 9.5 岁骨龄之前需要增长 30-（20-3）=13（厘米），剩余骨龄 9.5-8.5=1（岁）；需要达到的目标骨龄身高生长速度为 13÷1=13（厘米／岁骨龄）。由于设计的目标值极高，实现期望身高难度依然很大。

管理方案

继续采用 1+2+3+4 号方案。

效果评估

10岁时，身高134厘米，第10百分位数，年龄身高水平一般很难提高，无须强求；身高增长4厘米，为平均增长值的66%，低于正常范围，需排除生长激素分泌不足的可能；体重26千克，增长1千克，为平均增长值的28%，低于身高生长速度，有利于延缓骨龄；骨龄8.9岁，骨龄身高第50百分位数，对应的成年身高158厘米；骨龄增长0.4岁，骨龄身高生长速度为4÷0.4=10（厘米/岁骨龄），低于13厘米的目标。虽然骨龄发育速度较慢，但身高生长速度更慢，故仍然没有达到实现期望身高要求的骨龄身高生长速度。

生长设计

当前身高至期望身高的差距160-134=26（厘米）；假设骨龄9.5岁后平均生长潜能20厘米，该儿童年龄身高第10百分位数，青春期生长潜能需折扣6厘米，至9.5岁骨龄之前需要增长26－（20-6）=12（厘米），剩余骨龄9.5-8.9=0.6（岁）；需要达到的目标骨龄身高生长速度为12÷0.6=20（厘米/岁骨龄）。目标值升高了，管理难度加大了。

管理方案

采用1+2+3+4+5号方案，其中5号方案的应用由内分泌专科医生指导。

效果评估

11岁时，身高140厘米，第10百分位数；身高增长6厘米，为平均增长速度的92%，较前一年身高增加2厘米，干预效果明显；体重28.5千克，增长2.5千克，为平均增长值的57%，但体重增长值超过了一般正常范围的1～2千克，不利于延缓骨龄；骨龄9.8岁，已进入青春期，骨龄身高第50百分位数，对应的成年身高158厘米；骨龄增长0.9岁，骨龄身高生长速度为6÷0.9=6.7（厘米/岁骨龄），低于20厘米的目标。管理效果不佳，主要原因为骨龄延缓不够，其中体重增长较多为重要因素。青春期儿童普遍表现为食欲旺盛，导致食量增长、体重增速，加速骨龄发育，增加了管理难度。

生长设计

当前身高至期望身高的差距 160−140=20（厘米）；假设骨龄 12 岁后平均生长潜能 5 厘米，至 12 岁骨龄之前需要增长 20−5=15（厘米），剩余骨龄 12−9.8=2.2（岁）；需要达到的目标骨龄身高生长速度为 15÷2.2=6.8（厘米/岁骨龄）。此时按照青春晚期生长潜能进行生长设计，目标值降低了，但遗传身高低于平均水平的儿童，骨龄 12 岁后生长潜能可能低于 5 厘米，需注意。

管理方案

继续采用 1+2+3+4+5 号方案。

效果评估

12 岁时，身高 146.5 厘米，年增长 6.5 厘米，为平均增长值的 112%。该儿童在采用 1+3+5 号方案的情况下，没有出现一年 7～9 厘米的身高生长突增，提示该儿童可能存在某些生长特质，使身高生长速度难以提升；体重 30 千克，增长 1.5 千克，为平均增长值的 32%；骨龄 10.5 岁，骨龄身高第 50 百分位数；骨龄增长 0.7 岁，骨龄身高生长速度为 6.5÷0.7=9.3（厘米/岁骨龄），基本达到了 9.5 厘米的设计目标值。管理效果尚可。

生长设计

当前身高至期望身高的差距 160−146.5=13.5（厘米）；假设骨龄 12 岁后平均生长潜能 5 厘米，至 12 岁骨龄之前需要增长 13.5−5=8.5（厘米），剩余骨龄 12−10.5=1.5（岁）；需要达到的目标骨龄身高生长速度为 8.5÷1.5=5.7（厘米/岁骨龄）。

管理方案

采用 1+2+3+4 号方案。由于 5 号方案价格太高，家长难以承受，故停用。

效果评估

13 岁时，身高 151.5 厘米，一年增长 5 厘米，为平均增长值的 128%。由于此年龄段为青春期晚期，参照标准的身高生长速度降低至一年 3.9 厘米，故该儿童虽然一年身高生长速度仅为 5 厘米，占参照标准平均值的百分比仍较高；体重 33.5 千克，增长 3.5 千克；骨龄 11.4 岁，骨龄增长 0.9 岁，骨龄身高生长速度为 5÷0.9=5.6（厘米/岁骨龄），基本达到 5.7 厘米的目标。管理效果尚可。

生长潜能评估

至骨龄 12 岁，剩余骨龄 12-11.4=0.6（岁）；至期望身高差距为 160-151.5=8.5（厘米）；假设骨龄 12 岁后，平均生长潜能 5 厘米，之前还需增长的身高为 8.5-5=3.5（厘米）。即，至骨龄 12 岁之前，需要用 0.6 岁骨龄长高 3.5 厘米。

管理方案

采用 1+2+3 号方案。该儿童采用 4 号方案多年，执行困难，故停用。

效果评估

13.5 岁时，身高 155.1 厘米，半年增长 3.6 厘米，进入青春期后，首次出现生长突增；体重 35 千克，增长 1.5 千克，骨龄 11.9 岁，半年增长 0.5 岁，和年龄同步增长。至此，达到了骨龄 12 岁时的阶段目标。近半年管理效果良好。

14 岁时，身高 158.1 厘米，半年增长 3 厘米，仍然保持较快的身高生长速度；体重 37.5 千克，半年增长 2.5 千克；骨龄 12.5 岁，半年增长 0.6 岁；由于体重增长难以控制，运动锻炼无法保证，骨龄呈现加速发育的现象。

管理方案

继续采用 1+2+3 号方案。

效果评估

15 岁时，身高 161 厘米，体重 42 千克，骨龄 14 岁。至此，通过持续的身高管理，实现了期望身高的目标。

[案例 57]

基本情况

北京女孩，期望身高 165 厘米，遗传身高 160 厘米。8.5 岁，身高 140 厘米，体重 33.5 千克，骨龄 8.4 岁。因乳房发育去内分泌专科就诊，医生给予达菲林治疗，每月一剂。半年后复诊，身高 143 厘米，体重 36.3 千克，骨龄 9.6 岁。继续达菲林治疗 3 个月后复诊，身高 144 厘米，体重 41 千克。

分析和评价

8.5 岁初诊时，年龄身高第 90 百分位数，遗传身高第 50 百分位数，当前身高超过遗传身高 2 个主百分位水平，需要排除早长的风险；体重第 90 百分位数，匀称体形；骨龄和年龄一致，骨龄身高第 90 百分位数，对应的成年身高 165 厘米。

生长设计

当前身高至期望身高为 165－140＝25（厘米）；骨龄 9.5 岁时，平均生长潜能 20 厘米，之前需增长的身高为 25－20＝5（厘米）；剩余骨龄为 9.5－8.4＝1.1（岁）；目标骨龄身高生长速度为 5÷1.1＝4.5（厘米／岁骨龄）。

效果评估

半年后 9 岁时，身高增长 143－140＝3（厘米），为平均增长值的 107%；体重增长 36.3－33.5＝2.8（千克），为平均增长值的 184%，体重增长远超过平均值和身高增长速度，对延缓骨龄不利；骨龄增长 9.6－8.4＝1.2（岁），骨龄身高生长速度为 3÷1.2＝2.5（厘米／岁骨龄），远低于 4.5 厘米的设计目标值，药物治疗似乎没有达到延缓骨龄的效果。

继续治疗 3 个月后，9 岁零 9 个月时，身高 144 厘米，3 个月增长 1 厘米；体重 41 千克，3 个月增长 4.7 千克。身高增长速度缓慢，体重增长超速，提示治疗效果不佳。

分析和评价

9 岁时，身高 143 厘米，第 90 百分位数；体重 36.3 千克，第 90 百分位数；骨龄 9.6 岁，骨龄提前年龄 0.6 岁，骨龄身高第 75 百分位数，对应的成年身高 162 厘米。

生长设计

当前身高至期望身高的差距 165−143=22（厘米）；假设骨龄 12 岁后平均生长潜能 5 厘米，至 12 岁骨龄之前需要增长 22−5=17（厘米），剩余骨龄 12−9.6=2.4（岁）；需要达到的目标骨龄身高生长速度为 17÷2.4=7.1（厘米／岁骨龄）。

管理方案

采用 1+2+3+6 号方案，其中 6 号方案为遵从内分泌医生建议继续原有的药物治疗。具体的保健管理方法为：

每天摄入畜肉 50 克、蛋 1 个、奶 500 毫升，不吃水果，不喝含糖饮料。每天晨起称体重，若高于 41 千克，在前一天主食量的基础上，减少 10%。每天营养素补充：维生素 D1400 国际单位、维生素 A4000 国际单位、钙剂 300 毫克。

效果评估

3 个月后，年龄 9.5 岁，身高 147 厘米，第 90 百分位数；3 个月身高增长 3 厘米，较身高管理前 3 个月身高增长 1 厘米的速度明显提高，促进身高生长速度的效果良好；体重 40 千克，3 个月减轻 1 千克，体重控制效果良好；骨龄 10.1 岁，半年骨龄增长 0.5 岁，其中身高管理前 3 个月体重增长 4.7 千克，且治疗之初未控制体重、半年骨龄增长 1.2 岁，故推测骨龄主要增长为管理前 3 个月所致，推测身高管理后骨龄延缓效果良好；自 9 岁以来半年的骨龄身高生长速度为 4÷0.5=8（厘米／岁骨龄），达到了 7.1 厘米的设计目标值。

生长设计

当前身高至期望身高的差距 165−147=18（厘米）；假设骨龄 12 岁后平均生长潜能 5 厘米，至 12 岁骨龄之前需要增长 18−5=13（厘米），剩余骨龄 12−10.1=1.9（岁）；需要达到的目标骨龄身高生长速度为 13÷1.9=6.8（厘米／岁骨龄）。

管理方案

内分泌医生建议停用 6 号方案。继续采用 1+2+3 号方案管理。家长述，该儿童在校进行课后舞蹈训练，放学后经常有明显饥饿感，家长认为孩子体力消耗大，需要增加能量和营养，故晚餐进食量较大。

效果评估

半年后 10 岁时，身高 149.5 厘米，第 90 百分位数，半年身高增长 2.5 厘米，未出现青春期生长加速的现象，增长值为平均增长值的 80%，促进身高生长速度的效果不佳；体重 42.5 千克，半年增长 2.7 千克，为平均增长值的 132%，体重控制效果不佳；骨龄 10.6 岁，骨龄身高第 75 百分位数；骨龄半年增长 0.5 岁，骨龄增长和年龄同步，骨龄延缓效果不佳，骨龄身高生长速度为 2.5÷0.5=5（厘米／岁骨龄），低于设计的 6.8 厘米的目标值。总体而言，管理效果不佳。

生长设计

当前身高至期望身高的差距 165−149.5=15.5（厘米）；假设骨龄 12 岁后平均生长潜能 5 厘米，至 12 岁骨龄之前需要增长 15.5−5=10.5（厘米），剩余骨龄 12−10.6=1.4（岁）；需要达到的目标骨龄身高生长速度为 10.5÷1.4=7.5（厘米／岁骨龄）。

管理方案

采用 1+2+3+4 号方案，其中 4 号方案的具体应用，咨询了中医专科医生的意见。该儿童目前的身高和骨龄状况，延缓骨龄是重中之重，控制体重是延缓骨龄的关键措施，最好近半年维持体重不增。当前骨龄身高虽然位于第 75 百分位数的水平，对应的成年身高为 162 厘米，但是如果骨龄发育速度快于身高生长速度，则骨龄身高水平会降低，最终难以实现期望身高。

效果评估

一年后 11 岁时，身高 154.7 厘米，一年身高增长 5.2 厘米，为平均增长值的 80%，身高促进的效果和前一次持平，效果一般；体重 43 千克，一年体重增长 0.5 千克，为平均增长值的 11%，体重增长速度远低于身高生长速度，对延缓骨龄有利；

骨龄 11.1 岁，骨龄身高第 75 百分位数；一年骨龄增长 0.5 岁，骨龄延缓效果良好，骨龄身高生长速度为 5.2÷0.5=10.4（厘米／岁骨龄），超过了 7.5 厘米的设计目标值。这一年管理效果良好。

后续生长设计

当前身高至期望身高的差距 165-154.7=10.3（厘米）；假设骨龄 12 岁后平均生长潜能 5 厘米，至 12 岁骨龄之前需要增长 10.3-5=5.3（厘米），剩余骨龄 12-11.1=0.9（岁）；需要达到的目标骨龄身高生长速度为 5.3÷0.9=5.9（厘米／岁骨龄）。实现期望身高的阶段性目标为，至骨龄 12 岁之前，需要用余下的 0.9 岁骨龄增长 5.3 厘米身高。如果能维持前一年的生长发育状态，则此目标易于达到。

后续管理方案

继续采用 1+2+3 号方案，其中控制体重依然不能松懈，身高每增长 1 厘米，最好控制体重增长不超过 0.3 千克。

[案例 58]

基本情况

广州女孩，遗传身高 154 厘米，期望身高 160 厘米。10 岁，身高 126 厘米，体重 23 千克，骨龄 9 岁。每天晚上十点半上床，十一点半左右入睡，运动少。挑食偏食。未定期补充维生素 D 及钙。

分析和评价

遗传身高第 10 百分位数，当前身高小于第 3 百分位数，身高遗传潜能发挥不良，需排除影响身高的内分泌等疾病；体重第 3 百分位数，匀称体形；骨龄小于年龄 1 岁，差值为正常范围，骨龄身高第 3 百分位数，对应的成年身高 146 厘米，和期望身高差距 14 厘米，实现期望身高难度极大。

生长设计

当前身高至期望身高的差距 160-126=34（厘米）；假设骨龄 12 岁后平均生长潜能 5 厘米，至 12 岁骨龄之前需要增长 34-5=29（厘米），剩余骨龄 12-9=3（岁）；需要达到的目标骨龄身高生长速度为 29÷3=9.7（厘米／岁骨龄）。

管理方案

建议家长带儿童去内分泌专科就诊排除疾病，家长未依从。采用 1+2+3+4 号方案，其中 4 号方案的具体应用，咨询中医专科医生的意见。

效果评估

管理 3 个月后，身高 127 厘米，身高增长 1 厘米，为平均增长值的 62%，低于正常范围，需考虑疾病风险；体重无增长。睡眠改善，晚上 10 点前入睡；饮食改善，每天保障摄入肉 50 克、奶 500 毫升、蛋 1 个；每天补充维生素 D700 国际单位、维生素 A2000 国际单位、钙剂 300 毫克；运动量仍较低。

该儿童采用 1+3 号方案后，3 个月身高生长速度依然低于正常速度，建议内分泌专科就诊。家长遵从，相关检测结果如下：

● 甲状腺功能 T3、T4、TSH 均在正常范围。

● 胰岛素样生长因子 98 ng/ml，生长激素 0.184 mg/ml。

● 生长激素激发试验：30 分钟：0.23 ng/ml，60 分钟：5.83 ng/ml，90 分钟：32.77 ng/ml，120 分钟：23.58 ng/ml。

● 染色体检测未发现异常。

● 25-OH-D 32 ng/ml。

● 骨密度第 25 百分位数。

管理方案

内分泌医生建议，生长激素在正常范围内，暂时不用药物治疗。故继续采用 1+2+3 号方案管理，增加维生素 AD 和钙、锌的补充剂量。

效果评估

11 岁时，身高 130.5 厘米，一年身高增长 4.5 厘米，为平均增长值的 69%，一般情况下，身高生长速度低于平均值的 70% 以下，或一年身高增长值低于 5 厘米，均为有生长迟缓的风险；体重 26 千克，增长 3 千克，为平均增长值的 69%；骨龄 9.7 岁，骨龄身高第 10 百分位数，对应的成年身高 150 厘米；一年骨龄增长 0.7 岁，骨龄身高生长速度为 4.5÷0.7=6.4（厘米／岁骨龄），低于 9.7 厘米的设计目标值。骨龄已经超过 9.5 岁，提示进入了青春期，但身高生长速度未见加速，且低于正常值，说明身高促进效果不佳，需要排除影响身高生长的内分泌疾病。

骨龄增长虽然一年时间在 1 岁以内，但实现期望身高需要的骨龄身高生长速度仍然没有达到。如果一年骨龄仅增长 0.5 岁，骨龄身高生长速度可达到 4.5÷0.5=9（厘米／岁骨龄），接近目标值；如果一年骨龄增长 0.4 岁，则骨龄身高生长速度为 4.5÷0.4=11.3（厘米／岁骨龄），超过目标值。因此，未来仍需要控制体重增长，延缓骨龄发育速度。

后续生长设计

当前身高至期望身高的差距 160-130.5=29.5（厘米）；假设骨龄 12 岁后平均生长潜能 5 厘米，至 12 岁骨龄之前需要增长 29.5-5=24.5（厘米），剩余骨龄 12-9.7=2.3（岁）；需要达到的目标骨龄身高生长速度为 24.5÷2.3=10.7（厘米／岁骨龄）。

后续管理方案

如果家长对孩子实现期望身高的愿望强烈，建议家长带儿童去内分泌专科就诊，明确是否有影响身高生长的疾病。若有疾病，尽早诊治。或者与内分泌医生商量，是否有采用 5 号方案的可能。继续采用 1+2+3+4 号方案，控制体重一年增长值在 2 千克以下。

[案例 59]

基本情况

黑龙江女孩，遗传身高 160 厘米，期望身高 165 厘米。8 岁零 4 个月时，身高

140 厘米，体重 34.5 千克，骨龄 9.5 岁。

分析和评价

遗传身高第 25 百分位数至第 50 百分位数，当前身高第 90 百分位数，身高遗传潜能发挥良好；体重第 90 百分位数，匀称体形；骨龄比年龄大 1 岁，差值在正常范围，骨龄身高第 75 百分位数，对应的成年身高 162 厘米，和期望身高差 3 厘米，实现期望身高难度中等。

生长设计

当前身高至期望身高的差距 165-140=25（厘米）；假设骨龄 12 岁后生长潜能 5 厘米，还需要增长 25-5=20（厘米）；剩余骨龄 12-9.5 = 2.5（岁）；需要达到的骨龄身高生长速度 20÷2.5=8（厘米／岁骨龄）。

管理方案

采用 1+2+3 号方案。

加强生长监测：每月 1 次固定时间晨起准确测量身高，每天监测体重。到身高 147 厘米之前，体重如果不增长，达到 165 厘米身高的可能性就增大。做好身高和体重的记录。

每天摄入肉 50 克、蛋 1 个、奶 500 毫升，不能多吃。如果蛋白质类食物摄入量不够，可以补充等量蛋白质的纯乳清蛋白粉；营养素每天的补充剂量为，维生素 A6000 国际单位、维生素 D2000 国际单位、钙 500 毫克。

效果评估

半年后 8 岁零 10 个月，身高 143 厘米，第 90 百分位数，身高增长 3 厘米，为平均增长速度的 107％；体重 37.3 千克，增长 2.8 千克，为平均增长值的 184％；骨龄 10.2 岁，骨龄身高第 50 百分位数；骨龄增长 0.7 岁，骨龄身高生长速度为 3÷0.7=4.3（厘米／岁骨龄），没有达到设计的和 165 厘米期望身高相符的速度，管理效果不佳。主要原因是体重增长过速，导致骨龄发育加速。如果半年时间骨龄仅增长 0.3 岁，便能达到设计的目标值。如果继续放任体重增长，距离期望身高会越来越远。

生长设计

当前身高至期望身高的差距 165−143=22（厘米）；假设骨龄 12 岁后平均生长潜能 5 厘米，至 12 岁骨龄之前需要增长 22−5=17（厘米），剩余骨龄 12−10.2=1.8（岁）；需要达到的目标骨龄身高生长速度为 17÷1.8=9.4（厘米／岁骨龄）。

管理方案

采用 1+2+3+4 号方案，其中 4 号方案的具体应用，需咨询中医专科医生的意见。管理方案在实施过程中，控制体重是重点，身高每增长 1 厘米，最好控制体重增长不超过 0.2 千克。

效果评估

9 岁零 6 个月时，身高 147.5 厘米，第 90 百分位数，身高增长 4.5 厘米；体重 38 千克，增长 0.7 千克；骨龄 10.5 岁，骨龄身高第 75 百分位数；骨龄增长 0.3 岁，骨龄身高生长速度为 4.5÷0.3=15（厘米／岁骨龄），超过了设计的目标值。管理效果良好。如果继续控制体重和促进身高生长，距离期望身高会越来越近。

生长设计

当前身高至期望身高的差距 165−147.5=17.5（厘米）；假设骨龄 12 岁后平均生长潜能 5 厘米，至 12 岁骨龄之前需要增 17.5−5=12.5（厘米），剩余骨龄 12−10.5=1.5（岁）；需要达到的目标骨龄身高生长速度为 12.5÷1.5=8.3（厘米／岁骨龄）。

管理方案

继续采用 1+2+3+4 号方案。

[案例60]

基本情况

湖北女孩，遗传身高 156 厘米，期望身高 164 厘米。10.5 岁，身高 145 厘米，体重 34.5 千克，骨龄 9.9 岁。

分析和评价

遗传身高第 25 百分位数，当前身高第 50 百分位数，身高潜能发挥良好；体重第 50 百分位数，匀称体形；骨龄小于年龄 0.6 岁，差值在正常范围，骨龄身高第 75 百分位数，对应的成年身高 162 厘米，实现期望身高难度不大。

生长设计

当前身高至期望身高的差距 164-145=19（厘米）；假设骨龄 12 岁后平均生长潜能 5 厘米，至 12 岁骨龄之前需要增 19-5=14（厘米），剩余骨龄 12-9.9=2.1（岁）；需要达到的目标骨龄身高生长速度为 14÷2.1=6.7（厘米／岁骨龄）。

管理方案

采用 1+2+3 号方案。

效果评估

11 岁时，身高 149 厘米，第 50 百分位数，增长 149-145=4（厘米），为平均增长值的 121%；体重 36.5 千克，增长 2 千克，为平均增长值的 87%；骨龄 10.3 岁，骨龄身高第 75 百分位数；骨龄增长 10.3-9.9=0.4（岁），骨龄身高生长速度为 4÷0.4=10（厘米／岁骨龄）。骨龄身高生长速度超过了设计的目标骨龄身高生长速度，身高管理效果良好。

生长设计

当前身高至期望身高的差距 164-149=15（厘米）；假设骨龄 12 岁后平均生长潜能 5 厘米，至 12 岁骨龄之前需要增 15-5=10（厘米），剩余骨龄 12-10.3=1.7（岁）；

需要达到的目标骨龄身高生长速度为 10÷1.7=5.9（厘米／岁骨龄）。

管理方案

继续之前的管理方案，半年后根据身高和骨龄结果，再做评价和设计。

[案例 61]

基本情况

成都女孩，遗传身高 158 厘米，期望身高 163 厘米。9 岁，身高 131 厘米，体重 23.8 千克，骨龄 8.8 岁。

分析和评价

遗传身高第 25 百分位数，当前身高第 25 百分位数，身高潜能未充分发挥；体重第 10 百分位数，苗条身材；骨龄 9 岁，骨龄身高第 25 百分位数，对应的成年身高 154 厘米，实现期望身高难度中等。

生长设计

当前身高至期望身高的差距 163-131=32（厘米）；假设骨龄 9.5 岁进入青春期后生长潜能为 20-3=17（厘米）（年龄身高第 25 百分位数，扣除 3 厘米），之前还需要增长 32-17=15（厘米）；剩余骨龄 9.5-8=1.5（岁）；平均每 1 岁骨龄需要达到的身高生长速度为 15÷1.5=10（厘米／岁骨龄）。

管理方案

采用 1+2+3 号方案。

效果评估

10 岁时，身高 136 厘米，第 25 百分位数；身高增长 5 厘米，为平均增长值的 83%；体重 26.3 千克，增长 2.5 千克，为平均增长值的 70%；骨龄 9.7 岁，骨龄身高第 25 百分位数；骨龄增长 0.9 岁，骨龄身高生长速度为 5÷0.9=5.6（厘米／岁骨龄），没有达到设计的目标值。身高生长速度尚有可提升的空间，骨龄发育速度尚可再延缓。

生长设计

当前身高至期望身高的差距 163-136=27（厘米）；假设骨龄 12 岁进入青春期晚后生长潜能 5 厘米，之前还需要增长 27-5=22（厘米）；剩余骨龄 12-9.7=2.3（岁）；平均每 1 岁骨龄需要达到的身高生长速度为 22÷2.3=9.6（厘米 / 岁骨龄）。过去一年，身高增长 136-131=5（厘米），体重增长 25.5-23=2.5（千克）。假设未来一年的身高生长速度为 5 厘米，骨龄只能长 0.5 岁，骨龄身高生长速度可达 10 厘米，方可达到目标。如果身高速度为 6 厘米，骨龄可长 0.6 岁；如果身高生长速度为 7 厘米，骨龄可长 0.7 岁。

管理方案

采用 1+2+3+4 号方案，其中 4 号方案的具体应用，需咨询中医专科医生的意见。每月固定时间晨起监测身高和体重，每半年监测骨龄。当前骨龄显示已经进入青春期，未来可促使身高增长值在每月 0.6 厘米或以上。每增长 1 厘米身高，控制体重增长值低于 0.2 千克。半年后根据身高和骨龄评价结果，再评估效果，进行生长设计，调整管理方案。

[案例 62]

基本情况

深圳女孩，遗传身高 163.5 厘米，期望身高 165 厘米。年龄 10.7 岁，身高 144 厘米，体重 34.5 千克，乳房发育 3 级。骨龄 10.9 岁。

分析和评价

遗传身高第 50 百分位数，当前身高第 50 百分位数，身高潜能未充分发挥；体重第 50 百分位数，匀称身材；骨龄和年龄基本一致，骨龄身高第 25 百分位数，对应的成年身高 154 厘米，和期望身高差距 11 厘米，实现期望身高难度很大。

生长设计

当前身高至期望身高的差距 165-144=21（厘米）；假设骨龄 12 岁后平均生长潜能 5 厘米，至 12 岁骨龄之前需要增 21-5=16（厘米）；剩余骨龄 12-10.9=1.1（岁）；需要达到的目标骨龄身高生长速度为 16÷1.1=14.5（厘米／岁骨龄）。如果未来一年，身高增长 7 ～ 8 厘米，骨龄增长半岁，有望达到目标，但难度极大，因青春期儿童骨龄发育速度一般快于年龄。

管理方案

采用 1+2+3+4 号方案管理 3 个月，根据身高生长速度，决定是否需要请内分泌医生帮忙。控制体重不再增长。半年后再次评价骨龄，根据骨龄发育速度，决定是否需要请内分泌医生帮忙。

[案例 63]

基本情况

河北女孩，遗传身高 156 厘米，期望身高 164 厘米。10.5 岁，身高 145 厘米，体重 34.5 千克，骨龄 9.9 岁。

分析和评价 遗传身高第 10 百分位数至第 25 百分位数，当前身高第 50 百分位数，身高遗传潜能发挥良好；体重第 50 百分位数，匀称体形；骨龄小于年龄 0.6 岁，差距在正常范围，骨龄身高第 75 百分位数，对应的成年身高 162 厘米，实现期望身高难度不大。

生长设计

当前身高至期望身高的差距 164-145=19（厘米）；假设骨龄 12 岁后平均生长潜能 5 厘米，至 12 岁骨龄之前需要增长 19-5=14（厘米），剩余骨龄 12-9.9=2.1（岁）；需要达到的目标骨龄身高生长速度为 14÷2.1=6.7（厘米／岁骨龄）。

管理方案

采用 1+2+3 号方案。

效果评估

11 岁时，身高 149 厘米，第 50 百分位数，半年身高增长 149-145=4（厘米），为平均增长值的 121%，身高生长速度管理效果良好；体重 41 千克，半年体重增长 41-34.5=6.5（千克），为平均增长值的 282%，体重增长速度超过平均值，超过身高生长速度，体重控制管理效果不佳；骨龄 10.6 岁，骨龄身高第 75 百分位数，半年时间骨龄增长 10.6-9.9=0.7（岁），骨龄身高生长速度为 4÷0.7=5.7（厘米／岁骨龄），没有达到 6.7 厘米的设计目标值。体重增长过快可能是导致骨龄发育加速的重要因素。综合评价，管理效果不佳。

生长设计

当前身高至期望身高的差距 164-149=15（厘米）；假设骨龄 12 岁后平均生长潜能 5 厘米，至 12 岁骨龄之前需要增长 15-5=10（厘米）；剩余骨龄 12-10.6=1.4（岁）；需要达到的目标骨龄身高生长速度为 10÷1.4=7.1（厘米／岁骨龄）。

管理方案

继续采用 1+2+3 号方案，控制体重半年不增长。

效果评估

11.5 岁时，身高 152.5 厘米，第 50 百分位数，半年身高增长 3.5 厘米，为平均增长值的 113%，身高生长速度管理效果仍然良好；体重 41.5 千克，半年体重增长 0.5 千克，为平均增长值的 22%，体重增长速度远低于平均值，低于身高生长速度，体重控制管理效果良好；骨龄 10.9 岁，骨龄身高第 75 百分位数，半年骨龄增长 0.3 岁，骨龄身高生长速度为 3.5÷0.3=11.7（厘米／岁骨龄），超过了 7.1 厘米的设计目标值。综合评价管理效果良好。

生长设计

当前身高至期望身高的差距 164-152.5=11.5（厘米）；假设骨龄 12 岁后平均生长潜能 5 厘米，至 12 岁骨龄之前需要增长 11.5-5=6.5（厘米）；剩余骨龄 12-10.9=1.1（岁）；需要达到的目标骨龄身高生长速度为 6.5÷1.1=5.9（厘米／岁骨龄）。

管理方案

继续采用 1+2+3 号方案，每月监测身高和体重，努力促使身高每月增长 0.5 厘米，每月体重增长控制在 0.1 千克，半年后监测骨龄。

[案例 64]

基本情况

浙江女孩，遗传身高 157 厘米，期望身高 165 厘米。年龄 10.2 岁，身高 133.3 厘米，体重 24.6 千克，骨龄 8.5 岁。

分析和评价

遗传身高第 25 百分位数，当前身高第 10 百分位数，身高遗传潜能发挥不佳；体重第 3 百分位数，苗条体形；骨龄小于年龄 1.7 岁，差值在正常范围，骨龄身高第 50 百分位数，对应的成年身高 158 厘米，和期望身高差距 7 厘米，实现期望身高的难度很大。

生长设计（以骨龄 9.5 岁为界值点）

当前身高至期望身高的差距 165-133.3=31.7（厘米）；假设骨龄 9.5 岁后平均生长潜能 20 厘米，年龄的身高第 10 百分位数，青春期扣除潜能 6 厘米，至 12 岁骨龄之前需要增长 31.7-（20-6）=17.7（厘米）；剩余骨龄 9.5-8.5=1（岁）；需要达到的目标骨龄身高生长速度为 17.7÷1=17.7（厘米／岁骨龄）。这样的目标骨龄身高生长速度几乎无法实现。

生长设计（以骨龄 12 岁为界值点）

当前身高至期望身高的差距 165－133.3＝31.7（厘米）；假设骨龄 12 岁后平均生长潜能 5 厘米，至 12 岁骨龄之前需要增长 31.7－5＝26.7（厘米），剩余骨龄 12－8.5＝3.5（岁）；需要达到的目标骨龄身高生长速度为 26.7÷3.5＝7.6（厘米／岁骨龄）。这样的骨龄身高生长速度目标，实现的难度较小，故采用这一设计。

管理方案

采用 1＋2＋3 号方案。

效果评估

3 个月后，身高 134.3 厘米，增长 1 厘米，为平均增长速度的 62%；体重 25.5 千克，增长 0.9 千克，为平均增长值的 88%；骨龄 9.3 岁，骨龄增长 0.8 岁，为平均增长速度的 160%。考虑该儿童在采用身高保健管理干预的情况下，身高生长速度缓慢至低于正常范围、在体重未明显加速增长的情况下骨龄发育超速，建议转诊内分泌专科就诊。

就诊情况分析

在内分泌专科做了相应的检查，所有相关检测结果均未发现异常。卵巢 B 超显示最大卵泡直径为 5 毫米。内分泌专科医生建议：使用生长激素 4 单位／天、使用达菲林每月一次。

家长无法接受孩子进行药物治疗。家长的疑惑是：既然检查结果正常，诊断不明确，为何要治疗？导致骨龄发育超速和身高增长缓慢的原因是什么？家长想带孩子去其他医院继续做相关检测以明确病因。

与家长沟通内容如下

促进身高生长速度的所有方法，为 1、3、5 号方案。当身高生长速度低于平均值或者低于遗传身高水平时，可采用 1＋3 号方案；当身高生长速度低于正常时，可以根据内分泌专科医生的意见试用 5 号方案。部分儿童身高生长速度缓慢的原因不明，如特发性矮小。

延缓骨龄发育的所有方法，为 2、4、6 号方案，当实现生长设计的目标骨龄身高生长速度需要延缓骨龄时，首先采用 2 号方案；当 2 号方案难以延缓骨龄至达到目标骨龄身高生长速度的程度时，咨询中医专科医生，试用 4 号方案；当出现性早熟或骨龄快速发育需要延缓时，咨询内分泌专科医生，试用 6 号方案。部分儿童骨龄快速发育的原因不明。

如果家长对孩子未来的成年身高有强烈期望，需要明确的重要事情是，当 1+2+3 号方案无法实现目标时，请中医和内分泌专科医生帮忙之处，是能否采用 4、5、6 号方案，而不仅仅是耗时耗力去明确原因。

家长了解上述情况后，艰难地决定接受内分泌医生的建议，采用 5+6 号方案。

效果评估

采用 1+2+3+4+5+6 号方案管理 3 个月后，年龄 10.7 岁，身高 136.7 厘米，增长 2.4 厘米，为平均增长值的 150%，和治疗前的 3 个月相比，身高生长速度明显提高，管理效果良好；体重 27.1 千克，增长 1.6 千克，为平均增长速度的 156%，体重增长过快，管理效果不佳；骨龄 9.5 岁，增长 0.2 岁，为平均增长值的 80%，和治疗前的 3 个月相比，骨龄发育速度明显延缓，管理效果良好；治疗 3 个月骨龄身高生长速度为 2.4÷0.2=12（厘米/岁骨龄），超过了 7.6 厘米的设计目标值，管理效果良好。

生长设计

当前身高至期望身高的差距 165-136.7=28.3（厘米）；假设骨龄 12 岁后平均生长潜能 5 厘米，至 12 岁骨龄之前需要增长 28.3-5=23.3（厘米），剩余骨龄 12-9.5=2.5（岁）；需要达到的目标骨龄身高生长速度为 23.3÷2.5=9.3（厘米/岁骨龄）。实现这样的骨龄身高生长速度难度依然很大。

管理方案

继续采用 1+2+3+4+5+6 号方案。

效果评估

半年后，年龄 11.2 岁，身高 140.5 厘米，增长 3.8 厘米，为平均增长值的

115%，超过了平均速度，管理效果良好；体重 28.8 千克，增长 1.7 千克，为平均增长值的 74%，低于平均速度，低于身高速度，管理效果良好；骨龄 9.8 岁，增长 0.3 岁，为平均速度的 60%，骨龄身高生长速度为 3.8÷0.3=12.7（厘米／岁骨龄），达到了 9.3 厘米的设计目标值。管理效果良好。

生长设计

当前身高至期望身高的差距 165-140.5=24.5（厘米）；假设骨龄 12 岁后平均生长潜能 5 厘米，至 12 岁骨龄之前需要增长 24.5-5=19.5（厘米），剩余骨龄 12-9.8=2.2（岁）；需要达到的目标骨龄身高生长速度为 19.5÷2.2=8.9（厘米／岁骨龄）。

管理方案

继续原有管理方案，其中 5 号方案和 6 号方案的具体应用，需遵照内分泌专科医生意见。

[案例 65]

基本情况

南昌女孩，遗传身高 155.5 厘米，期望身高 160 厘米。10 岁零 9 个月，身高 135.7 厘米，体重 25.5 千克，骨龄 10.9 岁。乳房没有发育的迹象。当地儿保医生担忧该儿童发育异常，求助分析指导。

首先做评估

遗传身高第 10 百分位数，当前身高第 10 百分位数，身高遗传潜能未充分发挥；体重第 3 百分位数；骨龄和年龄一致，骨龄身高第 3 百分位数，对应的成年身高 146 厘米，和期望身高差值 14 厘米，实现期望身高难度极大。

生长设计

当前身高至期望身高的差距 160-135.7=24.3（厘米）；假设骨龄 12 岁后平均生长潜能 5 厘米，至 12 岁骨龄之前需要增长 24.3-5=19.3（厘米），剩余骨龄 12-

10.9=1.1（岁）；需要达到的目标骨龄身高生长速度为 19.3÷1.1=17.5（厘米 / 岁骨龄）。这样的骨龄身高生长速度几乎难以达到。

分析该儿童性发育情况

一般情况下，女童骨龄 9.5 岁进入青春期，开始出现乳核。该女孩骨龄 10.9 岁仍未出现乳核，应去内分泌科就诊，做乳腺、子宫、卵巢 B 超检查，排除疾病。

管理方案

采用 1+2+3 号方案，同时和内分泌医生商量，是否有用 5 号方案的可能。

[案例 66]

基本情况

广东女孩，遗传身高 158 厘米，期望身高 165 厘米。9 岁 2 个月时，身高 145.2 厘米，体重 37 千克，骨龄 11.1 岁。内分泌专科就诊，医生建议先用达菲林抑制骨龄，后续根据生长速度的情况再考虑是否用生长激素。家长有顾虑，未执行。开始进行身高管理。

分析和评价

遗传身高第 25 百分位数，身高第 97 百分位数，遗传潜能发挥良好，但当前身高超过遗传身高 2 个主百分位数水平，骨龄早长的风险很大；体重第 90 百分位数；骨龄比年龄大 2 岁，骨龄早发育，骨龄身高第 25 百分位数，对应的成年身高 154 厘米，和期望身高差距 11 厘米，实现期望身高难度极大。

生长设计

当前身高至期望身高的差距 165-145.2=19.8（厘米）；假设骨龄 12 岁后平均生长潜能 5 厘米，至 12 岁骨龄之前需要增长 19.8-5=14.8（厘米），剩余骨龄 12-11.1=0.9（岁）；需要达到的目标骨龄身高生长速度为 14.8÷0.9=16.4（厘米 / 岁骨龄）。至骨龄 12 岁之前，需要用余下的 0.9 岁骨龄，长高 14.8 厘米，才能达到实现期望身高的阶段性目标，难度极大。

管理方案

首先建议家长带孩子去内分泌专科就诊，在当地儿童医院做了激素检测和相关检查。内分泌专家的意见，该儿童不属于 8 岁之前出现性征的性早熟情况，根据当时的骨龄，可以长到 150 厘米的正常身高，不属于疾病范畴，无须治疗。

排除疾病后，根据 165 厘米的期望身高，采取两个系列的干预，一是促进身高生长速度，用合理饮食、营养素补充（维生素 AD、钙）、足够睡眠、加强运动、良好情绪的方法；二是延缓骨龄，用控制体重、饮食调整的方法，即采用 1+2+3 号方案。每月监测身高和体重。该儿童本人对实现期望身高有强烈愿望，家长也非常配合。每天由家长陪伴运动 1 小时，跳绳为主要运动方式。

效果评估

10 岁零 2 个月时，身高 154 厘米，一年身高增长 8.8 厘米，为平均增长值的 146%，身高促进的管理效果良好；体重 40.5 千克，增长 3.5 千克，为平均增长值的 98%，体重增长速度低于身高生长速度、低于平均值，体重管理效果尚可；骨龄 11.6 岁，骨龄身高第 50 百分位数，对应的成年身高 158 厘米，和期望身高的差距缩小；骨龄增长 0.5 岁，骨龄身高生长速度为 8.8÷0.5=17.6（厘米／岁骨龄），达到了 16.4 厘米的设计目标值，管理效果良好。

生长设计

当前身高至期望身高的差距 165-154=11（厘米）；假设骨龄 12 岁后平均生长潜能 5 厘米，至 12 岁骨龄之前需要增长 11-5=6（厘米），剩余骨龄 12-11.6=0.4（岁）；需要达到的目标骨龄身高生长速度为 6÷0.4=15（厘米／岁骨龄）。至骨龄 12 岁之前，需要用余下的 0.4 岁骨龄，长高 6 厘米，才能达到实现期望身高的阶段性目标，难度很大。

管理方案

采用 1+2+3+4 号方案，其中控制体重、延缓骨龄为重点，4 号方案的具体应用，由中医专科医生确定。

效果评估

11 岁时，身高 160 厘米，体重 43.8 千克，骨龄 12.3 岁，出现初潮。

12.5 岁时，身高 165 厘米，体重 47 千克，骨龄 14 岁。

实现了期望身高。

[案例 67]

基本情况

江苏女孩，遗传身高 161 厘米，期望身高 160 厘米。12 岁零 3 个月，身高 151 厘米，体重 36 千克，骨龄 11.2 岁。

分析和评价

身高第 25 百分位数，体重第 25 百分位数，骨龄小于年龄 1 岁，骨龄身高第 50 百分位数，对应的成年身高 158 厘米，和期望身高差距 2 厘米。

生长设计

当前身高至期望身高的差距 160-151=9（厘米）；假设骨龄 12 岁后平均生长潜能 5 厘米，至 12 岁骨龄之前需要增长 9-5=4（厘米），剩余骨龄 12-11.2=0.8（岁）；需要达到的目标骨龄身高生长速度为 4÷0.8=5（厘米/岁骨龄）。至骨龄 12 岁之前，用余下的 0.8 岁骨龄，长 4 厘米身高，即能达到实现期望身高的阶段性目标，难度不大。

管理方案

采用 1+2+3+4 号方案。

效果评估

12 岁零 9 个月时，出现初潮，身高 156 厘米，增长 5 厘米；体重 48 千克，增长 12 千克；骨龄 11.8 岁，增长 0.6 岁，骨龄身高生长速度为 5÷0.6=8.3（厘米/岁骨龄），达到了 5 厘米的设计目标值。

从这一情况分析，该儿童虽然体重增长速度快，但可能体脂含量不高，或者体内芳香化酶浓度水平可能较低，或者雌激素受体功能可能较弱，因此该儿童体重超速增长，并没有导致骨龄过速发育，也没有导致骨龄身高生长速度降低。

管理方案

● 生长监测。每月监测身高，每天监测体重，每 3 ~ 6 个月监测骨龄。

● 促进身高生长。采用 1+3 号方案维持身高增速，维生素 AD 可补充至最大耐受量，钙剂可每日补充 500 毫克。

● 控制体重增速。控制糖类食物摄入量和增加运动量，从现在起，最好控制体重增长速度为每厘米身高 0.2 千克。

● 延缓骨龄。青春期晚期骨龄发育速度一般会明显快于身高生长速度，3 ~ 6 个月后，根据骨龄评价结果，酌情增加 4 号方案延缓骨龄。

[案例 68]

基本情况

山西女孩，遗传身高 158 厘米，期望身高 160 厘米。11.9 岁，身高 144 厘米，第 10 百分位数至第 25 百分位数。体重 36.5 千克，骨龄 12.6 岁，约九岁半发现有乳房发育，Tenner 分期大概为 B3，尚未初潮。求助分析。

分析和评价

遗传身高第 25 百分位数，当前身高第 10 百分位数，身高遗传潜能发挥不良；体重第 25 百分位数，粗壮体形；骨龄大于年龄 0.8 岁，骨龄身高第 3 百分位数，对应的成年身高 146 厘米，和期望身高差距 14 厘米，且骨龄较大，几乎不可能实现期望身高。

管理方案

该儿童骨龄 12.6 岁尚未初潮，首先做妇科 B 超或相应检查，排除导致原发性闭经的相关疾病。根据当前骨龄，生长潜能为 1～2 厘米，无法达到期望身高。在 1+2+3 号方案干预的前提下，尽快转诊内分泌，请内分泌专科医生帮忙，看能否用上 5、6 号方案，在现有基础上尽量促进身高。

[案例 69]

基本情况

贵州女孩，遗传身高 155 厘米，期望身高 160 厘米。11.5 岁，身高 156 厘米，体重 56 千克，骨龄 12.3 岁，初潮半年，初潮后身高增长了 2.5 厘米。

分析和评价

遗传身高第 10 百分位数，当前身高第 75 百分位数，身高遗传潜能发挥良好；体重第 97 百分位数，粗壮体形；当前骨龄的平均生长潜能为 2 厘米左右，实现期望身高较难。

管理方案

采用 1+2+3 号方案，其中加强运动、控制体重为重点，若控制体重不增或下降 1～2 千克，争取未来一年骨龄增长 0.7 岁、身高增长 3～4 厘米，即可实现期望身高。若实现期望身高意愿强烈，可咨询内分泌专科医生意见，是否有使用 6 号方案的可能。

[案例 70]

基本情况

成都女孩，遗传身高 155 厘米，期望身高 160 厘米。7.5 岁时，身高 123 厘米，体重 24.3 千克，骨龄 8 岁。

分析和评价

遗传身高第 10 百分位数，当前身高第 25 百分位数，身高遗传潜能发挥良好；体重第 50 百分位数，粗壮体形；骨龄大于年龄 0.5 岁，骨龄身高第 10 百分位数，对应的成年身高 150 厘米，和期望身高差距 10 厘米，实现期望身高难度极大。

生长设计

当前身高至期望身高的差距 160-123=37（厘米）；假设骨龄 9.5 岁后平均生长潜能 20 厘米，该女童骨龄身高第 10 百分位数，青春期生长潜能扣除 6 厘米，至 9.5 岁骨龄之前需要增长 37-（20-6）=23（厘米），剩余骨龄 9.5-8=1.5（岁）；需要达到的目标骨龄身高生长速度为 23÷1.5=15.3（厘米／岁骨龄）。

管理方案

采用 1+2+3 号方案，其中 2 号方案为重点。

效果评估

8.5 岁时，身高 128 厘米，增长 5 厘米，为平均增长速度的 87%，身高生长速度未达到平均水平，和遗传身高水平一致，身高促进管理效果不佳；体重 29.2 千克，增长 4.9 千克，为平均增长速度的 178%，体重增长速度高于平均速度、高于身高生长速度，体重控制效果不佳；骨龄 9.5 岁，骨龄身高水平第 3 百分位数至第 10 百分位数，对应的成年身高 148 厘米；骨龄增长 1.5 岁，骨龄身高生长速度为 5÷1.5=3.3（厘米／岁骨龄），低于设计的目标值，身高管理效果不佳。

生长设计

当前身高至期望身高的差距 160-128=32（厘米）；假设骨龄 12 岁后平均生长潜能 5 厘米，至 12 岁骨龄之前需要增长 32-5=27（厘米），剩余骨龄 12-9.5=2.5（岁）；需要达到的目标骨龄身高生长速度为 27÷2.5=10.8（厘米／岁骨龄）。

管理方案

因该儿童不到 9 岁出现乳核，内分泌就诊后，专科医生诊断性早熟，建议药物治疗。故采用 1+2+3+6 号方案管理，其中控制体重依然为重点。

效果评估

9.5 岁时，身高 133.2 厘米，增长 5.2 厘米，为平均增长速度的 91%，身高生长速度较上一年略有上升；体重 31.5 千克，增长 2.3 千克，为平均增长速度的 72%，体重增长速度明显低于上一年，也低于身高生长速度，体重控制效果良好；骨龄 10.2 岁，骨龄身高水平第 10 百分位数，对应的成年身高 150 厘米；骨龄增长 0.7 岁，骨龄身高生长速度为 5.2÷0.7=7.4（厘米／岁骨龄），低于设计的目标值，身高管理效果欠佳。

因该女童遗传身高低于平均水平，对身高生长速度的提升有一定影响，且采用 6 号方案后，对身高生长速度的提高也有一定影响，故身高生长速度的提高有一定困难。体重尚有进一步控制的可能，骨龄也有进一步延缓的可能。

生长设计

当前身高至期望身高的差距 160-133.2=26.8（厘米）；假设骨龄 12 岁后平均生长潜能 5 厘米，至 12 岁骨龄之前需要增长 26.8-5=21.8（厘米），剩余骨龄 12-10.2=1.8（岁）；需要达到的目标骨龄身高生长速度为 21.8÷1.8=12.1（厘米／岁骨龄）。

管理方案

采用 1+2+3+4+6 号方案管理，其中 4 号方案的具体应用由中医专科医生指导。

效果评估

10.5 岁时，身高 138 厘米，增长 4.8 厘米，为平均增长速度的 76%，身高生长速度低于上一年，也低于正常范围；体重 33 千克，增长 1.5 千克，为平均增长速度的 38%，体重控制效果良好；骨龄 10.5 岁，骨龄身高水平第 10 百分位数至第 25 百分位数，对应的成年身高 152 厘米；骨龄增长 0.5 岁，骨龄身高生长速度为 4.8÷0.5=9.6（厘米／岁骨龄），较上一年有所提高，但仍低于设计的目标值，身高管理效果欠佳。本管理年度，骨龄较上一年延缓，但身高生长速度较低，影响目标骨龄身高生长速度的实现。

生长设计

当前身高至期望身高的差距 160−138=22（厘米）；假设骨龄 12 岁后平均生长潜能 5 厘米，至 12 岁骨龄之前需要增长 22−5=17（厘米），剩余骨龄 12−10.7=1.3（岁）；需要达到的目标骨龄身高生长速度为 17÷1.3=13.1（厘米／岁骨龄）。

由于连续数年未达到设计的目标骨龄身高生长速度，但期望身高依然未改变，故设计的目标值越来越高，实现的难度越来越大，到了几乎无法实现的程度。如果依然想实现原有期望身高，在提高身高生长速度方面，需要考虑更强的干预方法。

管理方案

采用 1+2+3+4+5 号方案管理，其中 5 号方案的具体应用由内分泌专科医生指导。

效果评估

11.5 岁时，身高 145.8 厘米，增长 7.8 厘米，为平均增长速度的 121%，身高生长速度高于上一年，也高于平均值，身高管理效果良好；体重 34.3 千克，增长 1.3 千克，为平均增长速度的 28%，体重控制效果良好；骨龄 11 岁，骨龄身高水平第 25 百分位数，对应的成年身高 154 厘米；骨龄增长 0.5 岁，骨龄身高生长速度为 7.8÷0.5=15.6（厘米／岁骨龄），较上一年明显提高，已经达到目标值，身高管理效果良好。

生长设计

当前身高至期望身高的差距 160−145.8=14.2（厘米）；假设骨龄 12 岁后平均生长潜能 5 厘米，至 12 岁骨龄之前需要增长 14.2−5=9.2（厘米），剩余骨龄 12−11=1（岁）；需要达到的目标骨龄身高生长速度为 9.2÷1=9.2（厘米／岁骨龄）。该儿童至骨龄 12 岁之前，需要用剩余的 1 岁骨龄长 9.2 厘米身高，才能达到实现期望身高的阶段性目标，难度依然很大。

管理方案

继续采用 1+2+3+4+5 号方案管理，其中 5 号方案的具体应用继续由内分泌专科医生指导。

效果评估

12.5 岁时，身高 152.4 厘米，增长 6.6 厘米，为平均增长速度的 134%，身高生长速度高于上一年，也高于平均值，身高管理效果良好；体重 36.5 千克，增长 2.2 千克，为平均增长速度的 32%，体重控制效果良好；骨龄 11.6 岁，初潮，骨龄身高水平第 50 百分位数，对应的成年身高 158 厘米；骨龄增长 0.6 岁，骨龄身高生长速度为 6.6÷0.6=11（厘米／岁骨龄），低于上一年，但达到了设计的目标值，身高管理效果佳。

生长设计

当前身高至期望身高的差距 160-152.4=7.6（厘米）；假设骨龄 12 岁后平均生长潜能 5 厘米，至 12 岁骨龄之前需要增长 7.6-5=2.6（厘米），剩余骨龄 12-11.6=0.4（岁）。该儿童至骨龄 12 岁之前，用剩余的 0.4 岁骨龄长 2.6 厘米身高，即可达到实现期望身高的阶段性目标，难度不大。

管理方案

由于药物成本太高，且实现期望身高难度不大，家长停用 5 号方案，采用 1+2+3+4 号方案管理。

效果评估

13.5 岁时，身高 157.8 厘米，一年增长 5.4 厘米；体重 37.5 千克，一年增长 1 千克；骨龄 12.3 岁，一年增长 0.7 岁。

14.5 岁时，身高 159 厘米，体重 40.5 千克。

15 岁时，身高 160.2 厘米，体重 45.5 千克。

实现了期望身高。

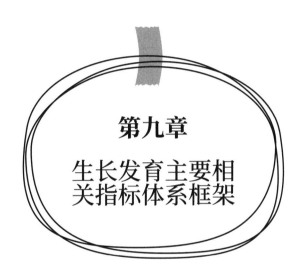

第九章

生长发育主要相
关指标体系框架

儿童生长发育，是儿童有别于成人的最显著特征。儿童自出生至成年，体格生长、骨发育、性发育的进程，均可通过一系列生理指标和相关测评结果进行评价。各指标的影响因素不同，不同的影响因素也有相应的评价指标。表15梳理了除心理行为之外的儿童生长发育各相关指标及其影响因素的逻辑关系，便于分析了解儿童生长发育状况，为科学管理和评估干预效果提供依据。

表15 儿童身高发育相关指标及影响因素

指标	监测频度	偏离的结局	间接影响因素	评估指标	评估方法
身高 直接影响因素 头颅高度 脊柱长度 脊柱弯曲度 下肢骨长度 足弓高度	月	矮小症 生长迟缓 巨人症	遗传	平均遗传身高（厘米）＝（父母身高之和±12）÷2	正常遗传潜能范围： 平均遗传身高 ±6.5 厘米； 环境对身高生长的影响： （1）促进作用： 当前身高＞遗传身高 （2）阻碍作用： 当前身高＜遗传身高
			疾病	年龄的身高生长速度	（1）年龄的身高＜第3百分位数； （2）年龄的身高＜遗传身高2个主百分位数； （3）生长速度＜正常范围
			营养	25-OH-D	维生素 D 缺乏：＜20 ng/ml 维生素 D 不足：20~30 ng/ml 维生素 D 充足：≥30 ng/ml 维生素 D 理想水平：40~60 ng/ml 维生素 D 过量：≥100 ng/ml 维生素 D 中毒：≥150 ng/ml

指标	监测频度	偏离的结局	间接影响因素	评估指标	评估方法
身高 直接影响因素 头颅高度 脊柱长度 脊柱弯曲度 下肢骨长度 足弓高度	月	矮小症 生长迟缓 巨人症	营养	血清视黄醇（维生素 A）	临床缺乏： < 0.35 μ mol/L（0.1 mg/L） 亚临床缺乏： < 0.7 μ mol/L（0.2 mg/L） 亚临床缺乏高风险：0.7- 1.05 μ mol/L（0.2~0.3 mg/L） 正常：1.05~2.44 μ mol/L （0.3~0.7 mg） 过多和中毒： 4.19 μ mol/L（1.2 mg）
				骨密度	正常范围 低钙风险 钙营养不良
				血常规	血红蛋白，平均红细胞体积，血小板
				每天蛋白质食物的摄入品种和摄入量	1 岁以上儿童： 奶 500 毫升 蛋 60 克（1 个） 肉类 50 克
			睡眠	入睡时间 睡眠时长 睡眠质量	可采用腕表睡眠监测
			运动	运动方式 运动频率 运动时长 运动强度	记录表
体重 直接影响因素 骨骼 肌肉 脂肪 内脏 体液 皮肤 等	天 周 月	低体重 消瘦	能量摄入过少 蛋白质摄入不足	年龄的体重 身高的体重 年龄和性别的BMI	低体重：年龄的体重＜第 3 百分位数 消瘦：BMI＜第 3 百分位数 每日摄入总能量和推荐量的比较； 进食品种；进食量

指标	监测频度	偏离的结局	间接影响因素	评估指标	评估方法
体重 直接影响因素 骨骼 肌肉 脂肪 内脏 体液 皮肤 等	天 周 月	超重 肥胖 合并症	遗传易感性 能量摄入过多 能量消耗过少 不良饮食行为 不良生活方式	身高别体重 年龄和性别的BMI 针对合并症的评估指标：血生化指标、影像学指标、血压	超重：BMI≥第85百分位数，身高别体重≥M+1SD； 肥胖：BMI≥第97百分位数，身高别体重≥M+2SD； 家族肥胖状况； 进食品种；进食量； 喂养和饮食行为； 生活方式； 排除合并症的相关检测
骨龄	一年 半年 3个月	早长	粗壮体形 体脂率较高 体重增长过多 饮食因素 环境因素 疾病因素（性早熟）	骨龄大于年龄1岁及以上 骨龄大于年龄2岁，需要排除性早熟	骨龄的身高＜第3百分位数 骨龄和年龄的差值 骨龄的身高水平 骨龄的生长速度 骨龄身高生长速度 骨龄＞年龄2岁且骨龄的身高低于第10百分位数 女童8岁以前、男童9岁以前出现性征
		晚长	苗条体形 体脂率较低 体重增长较少 个体差异 疾病（生长迟缓、营养不良）	骨龄落后年龄1岁及以上 骨龄落后年龄2岁，需要排除生长迟缓	骨龄和年龄的差值 骨龄的身高水平 骨龄的生长速度 骨龄身高生长速度 骨龄＜年龄2岁且年龄的身高低于第10百分位数

续表

指标	监测频度	偏离的结局	间接影响因素	评估指标	评估方法
骨龄	一年 半年 3个月	C 骨龄明显落后于 RUS 骨龄	甲状腺素水平低下，或个体差异	C 骨龄小于 RUS 骨龄 2 岁	年龄的身高＜第 10 百分位数

儿童身高管理实用手册

·学习手记·

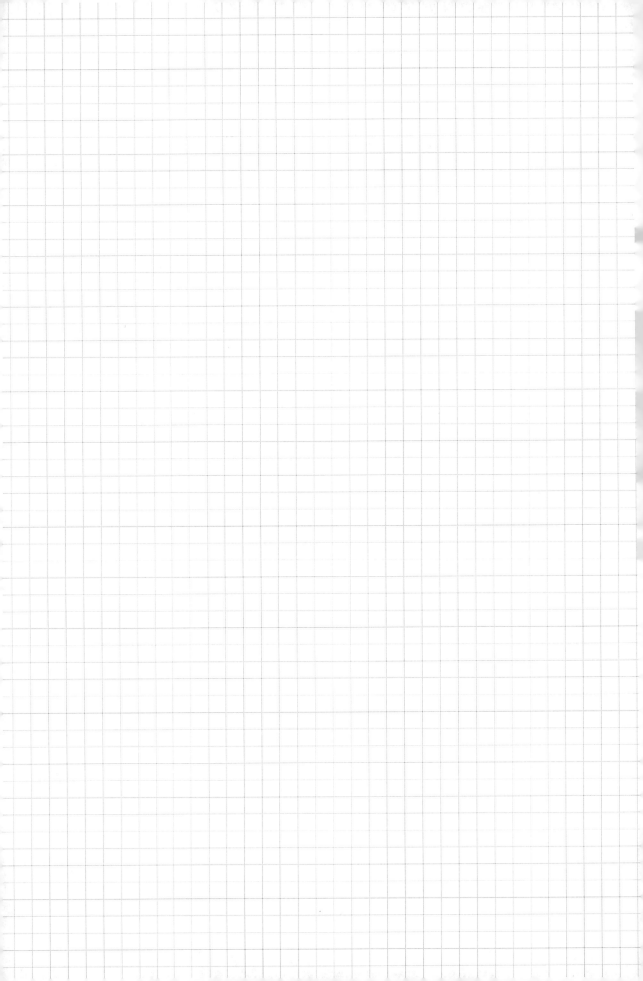

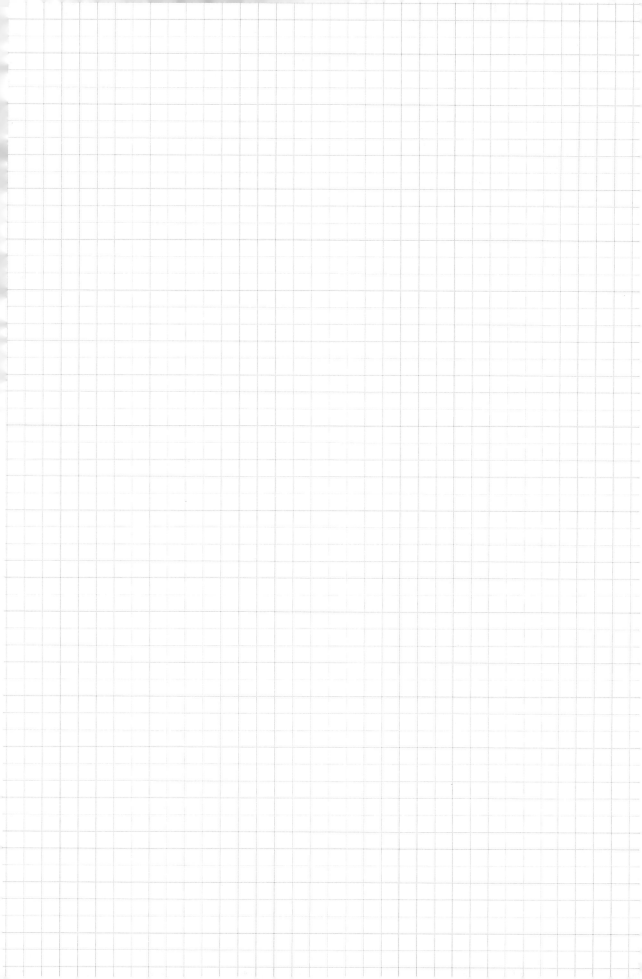